老／年／憂／鬱

不是老化

別讓藍色風暴遮蔽年邁旅程

《大家健康》雜誌 採訪整理

葉雅馨 總編輯

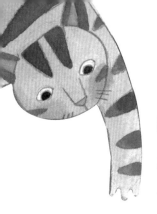

目錄

老年憂鬱不是老化
別讓藍色風暴遮蔽年邁旅程

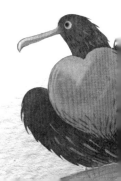

老年人的心理健康需要關心

文／朱英龍（前臺大機械系教授、董氏基金會心理健康促進諮詢委員）

　　依行政院主計總處的統計，今（2019）年截至6月底，臺灣65歲以上的老年人口已達352萬，預估到2026年，臺灣的老年人口將超過20％，等於從現在的「高齡社會」（老年人口超過總人口比率的14％），進入了聯合國世界衛生組織定義的「超高齡社會」。隨著老年人口增多，除了關心退休、長照問題等，老年人的心理健康更是需要被重視，因為國內外多項研究調查均顯示，罹患憂鬱症比例較高的族群就落在老年人，而老年憂鬱症正是老年人自殺的主要危險因子。除了會增加自殺的風險，讓家人悲痛外，老年憂鬱症也會讓免疫力變差，增加其他疾病，如心臟病、癌症、中風等死亡率，降低平均餘命。

　　《大家健康》雜誌出版《老年憂鬱不是老化：別讓藍色風暴遮蔽年邁旅程》一書，除了提醒家有老年人口的家庭或是獨居的長者，重視這個疾病外，更是要國人對「老年憂鬱症」有

所警覺，因為這疾病初期不容易察覺，容易被忽略。當老人家對以往感興趣的事情都提不起勁、常抱怨身體「這裡痛、那裡痠」、或埋怨記不住，變得不愛出門等，家屬一定要提高警覺，千萬別當成老化的自然現象，也別當作一般疾病處理，假如帶老人家去看一般內科卻查不出病因，不妨跟醫師討論，是否轉至身心科、神經內科或老年精神科看診，以便及早治療。

書中有提供簡單的篩檢量表，供讀者察覺老年憂鬱症，也專訪醫師說明「區辨老年憂鬱症、失智症」的方法。不過，老年憂鬱症和失智症，在病發的前期都常出現記憶力衰退的問題，非常容易混淆，若感到懷疑，建議盡快找醫師釐清。

我曾有陪伴憂鬱症患者的經驗，了解家人除了要協助憂鬱者排解負面情緒、規律服藥、照護日常起居等，最重要的是，要避免自己也身陷憂鬱情緒。本書貼心的用案例故事，提醒照顧者要懂得求助，別忘了保持原本的生活習慣及興趣，適時地緩解壓力，顧好自己的情緒，還建議了7招幫照顧者揮別負面情緒的做法。若長輩不願就醫，書中也有建議勸長輩就診的說服技巧。閱讀本書，你可以學到同理的陪伴技巧。

很多家屬不知道該怎麼與憂鬱者對話及相處，深怕一不小心，就讓患者的想法變得更自責或負面悲觀。本書有一個篇章訪問了精神科醫師、諮商心理師及憂鬱症的照顧者，讓讀者了

解因老化或疾病而深陷憂鬱者可能面臨的心理衝擊，提醒家屬陪伴時要注意的安慰、溝通技巧，這些都是一般談疾病的書籍沒有的相處實用文。

希望本書的出版能鼓勵目前遭受憂鬱症困擾的長者，書中最後一章是「康復者的告白」，透過他們走出憂鬱幽谷的故事，提供患者或陪伴家屬最好的實證，因為憂鬱症不會一直困著你，但要懂得求助，不要輕易失去生命的主導權！

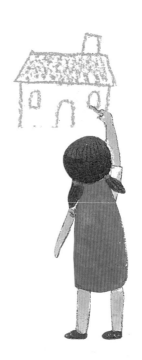

推薦序

一本陪伴高齡憂鬱症患者的工具書！

文／葉金川（中華捐血運動協會理事長、慈濟大學公共衛生學系榮譽教授）

鄰居有一個長者，每天宅在家不出門，常跟家人發生爭執，有時我和太太坐在家裡客廳，會聽到他跟兒子兩個人吵架的聲音。據了解，這位老先生沒有癌症、心血管或腦血管疾病，就是情緒非常不穩。

這是很典型的老年憂鬱症病例，患者不想做任何事情，雖然沒有嚴重的身體疾病，情緒卻莫名的難以控制，常讓家人處於低氣壓。

事實上，這樣的案例不在少數！有個學生最近來找我，我給了他一本我剛出版的書《退休，任性一點又何妨》，結果學生跟我說，這應該給他爸爸看，因為爸爸退休後無所事事，整天在家裡看電視，做什麼事情都無精打采，不曉得自己要做什麼，也不跟媽媽和孩子溝通。

類似的案例我身邊很多，但大部分的人不會正視，也不會

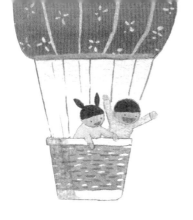

把「退休後的情緒轉變」、「老人家不穩定的情緒」和「老年憂鬱症」聯想在一起，這也是憂鬱症很典型及常見的問題——「症狀不明顯」。

被混淆忽略的症狀

多數民眾可以接受老人家身體容易有病痛，可以理解癌症給患者帶來不適、虛弱無力，也能了解高血壓並非患者能自我控制；但對於精神方面的疾病症狀，民眾往往比較不敏感，也不會把「老年憂鬱症」視為一種疾病。

當長者常常出現睡不著、身體一下這裡痛，一下那裡痛、本來會做的事都不想做了、沒有食慾、對生活或未來感到悲觀、沒有活下去的動力……很多人會視為理所當然，認為人老了就是這樣，而忽略了這些可能是老年憂鬱症的徵兆。特別是退休族在退休後生活頓失重心，情緒容易受環境變化影響。

其實，絕大部分的老年憂鬱可以透過治療來改善。有些患者症狀沒那麼嚴重，還不到疾病的程度，或屬於輕度的老年憂鬱症，不一定要吃藥，可以透過專業協助（心理諮商）、親友陪伴或培養自我興趣，三管齊下讓負面情緒獲得紓解，克服低落的情緒障礙。

陪伴是不可或缺的一環

「人生不如意，十之八九」，一輩子很長，很難不遇到煩心事！我自己也曾有過幾次被負面情緒壓得喘不過氣的經驗，不管做什麼事都覺得煩，好像有一個過不去的坎卡在那裡。後來我去爬山，爬了四天的山後，回到家裡，也許是注意力被轉移，或是運動能紓壓，突然感覺事情沒有我想得那麼糟，好像有一種無形的力量增加了自信，覺得可以克服難關！

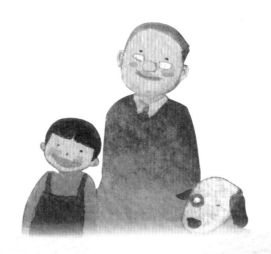

換句話說，只要找到方法，憂鬱症就可以克服！當然過程中，最重要的是親友的「陪伴」，用同理心了解病人發脾氣、情緒不穩，不是他願意的，就跟得了高血壓和糖尿病一樣，不是患者自己能夠控制的。協助他找到適當援助，用同理心和愛陪伴患者度過難關，非常重要！

　　這本書從老年憂鬱症發生的原因、背景說明，到列舉誘發患者發病的危險因子、現有的治療方式及專家推薦照顧者必看的陪伴祕笈，最後還訪問了一些康復者，請他們分享走出憂鬱症的心路歷程，是陪伴患者難得一見的工具書！

　　如果你很幸運地，還沒碰到這些問題，無法理解「老年憂鬱症」對生活和家庭造成的負面影響，不妨抽空看看這本書，提早做準備；假如你身邊剛好有年長的親友正受憂鬱症所苦，而你也很想幫助他們度過低潮，那你一定要看這本書，因為這是一本不可或缺的好書！

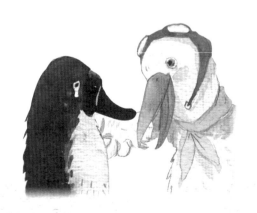

爲什麼要關懷老年憂鬱症

文／賴德仁（台灣精神醫學會理事長、台灣失智症協會理事長）

　　內政部於2018年4月10日指出，臺灣社會人口結構型態已有別於過往的「高齡化社會」，老年人口已遠超過7％門檻，占總人口的14％，正式進入「高齡社會」，老年人口在亞洲排名第3，人口老化的速度可望超英趕美。根據健保署2018年5月的統計，過去五年來，65歲以上年長者的醫療費用比一般人多2～3倍，醫療費用從2013年2040億逐年增加，到2017年已達到2612億，預估五年內會破3000億。而隨醫療進步，老年人口越來越多的臺灣，老年憂鬱症的盛行率又是如何呢？

　　高雄醫學大學在2000年曾由精神科醫師挨家挨戶對南臺灣老人做精神科診斷會談，研究結果呈現老年人一個月精神疾病的盛行率為37.7％，其中憂鬱性精神官能症為15.3％，重度憂鬱症為5.9％，所以從輕度到重度憂鬱症共占21.2％，相當於五個老人就有一位罹患憂鬱症，顯示臺灣老年憂鬱症的盛行率已與

西方國家相當；另外，該研究也發現，老年人的最大壓力源來自於身體健康問題。

　　根據衛生福利部自殺防治中心所公布的自殺死亡統計資料，臺灣老年族群（65歲以上）的自殺死亡率一向高於其他年齡層，2018年國人自殺粗死亡率為每10萬人口16.4人，而65歲以上老年人自殺粗死亡率為每10萬人口28.4人，男性老人自殺粗死亡率為每10萬人口39.4人，女性老人自殺粗死亡率為每10萬人口19.1人。由以上統計資料可知，老年人自殺死亡率約為國人自殺死亡率之2倍，且男性更高。

　　臺灣憂鬱症防治協會理事長張家銘醫師，在十年前曾對健保資料庫進行研究分析，發現與其他年齡層自殺死亡者比較，老年人自殺死亡者顯著地在死前一年內較常到醫院看門診與住院治療，但皆較少有精神科的門診或住院，且顯著地較少有在門診或住院的最後診斷上列有精神疾病、情緒疾患與憂鬱疾病的診斷。這研究觀察到自殺老年人較其他年齡層的就醫次數多，但較少有精神科的就醫與診斷，顯示老人的憂鬱與自殺容易被低估、被忽略。另有許多研究顯示，老年憂鬱者經過長期追蹤，相較於未罹患老人憂鬱者，有近兩倍罹患失智症的風險。

　　老年憂鬱症在病因與症狀方面，確實與年輕人憂鬱症有所不同，尤其是60歲以後才第一次罹患重度憂鬱症的老人，更需要注意其病因可能來自於甲狀腺低下、心血管疾病（血管性

憂鬱症）與腦部退化而即將邁向失智症的前兆。老年憂鬱症的臨床症狀可能會有較多身體抱怨、認知障礙（尤其是記憶力下降），較少主觀抱怨憂鬱情緒，但其自殺率卻很高。其實，只要早一點發現，尋求精神科醫師做鑑別診斷，尋找憂鬱症病因（釐清是生物、心理，還是社會之病因，甚至包括其小時候的創傷經驗），給予藥物治療，或其他心理、社會相關治療，療效並不比年輕憂鬱症者差。

我常說憂鬱症是腦部疾病，不是懦弱的表現，是可以治療的，尤其要跟醫師與相關專業人員配合，不要擅自停止治療，以免造成終身遺憾。也常提醒憂鬱症患者在憂鬱時不要做重大決定，尤其是生命、婚姻、感情、工作、學業與重大投資買賣等。對家屬而言，照顧老年憂鬱者是重大負擔，親友們需分擔照顧責任，讓自己身心先安頓，不要對憂鬱長者使用激將法或跟著發脾氣，珍惜相處的寶貴時間，避免遺憾發生，才能享受天倫之樂。

欣見董氏基金會不只持續關懷青少年憂鬱症，這幾年也關注老年憂鬱症，舉辦很多活動，也在各媒體有相關報導。《老年憂鬱不是老化：別讓藍色風暴遮蔽年邁旅程》一書共分六大篇章，可以發現編者的用心，不只採訪專家們的意見、分享案例，也有親友與康復者的告白。內容非常完整，也很合乎目前社會的需求，值得國人們仔細閱讀。

樂活的退休人生，
從預防老年憂鬱開始！

文／姚思遠（董氏基金會執行長）

　　董氏基金會致力憂鬱症防治已經超過二十年，從設計「憂鬱症篩檢量表」開始，獲得教育部認可，目前許多大學會在新生入學時，要求新生填寫憂鬱症篩檢量表，希望瞭解同學的憂鬱傾向或憂鬱症狀況，讓他們獲得妥善關切與治療；並實際走入校園，和不同年齡層的學生進行憂鬱情緒及憂鬱症防治宣導，努力向下扎根，希望從「預防」的角度出發。

　　此外，基金會也在2012年將五月第一個禮拜一訂為「企業紓壓日」，呼籲企業主及員工重視職場心理健康，並推出一系列適合上班族的紓壓課程。隨著臺灣人口快速老化，董氏基金會從2016年開始，更進一步將心理衛生宣導的觸角向上延伸至銀髮族，致力宣導老年憂鬱症的防治，希望讓每位退休人士都能健康樂活！

和一般的成人憂鬱症狀況不同，許多民眾常將老年憂鬱和失智症混淆，事實上，老年憂鬱和失智常是彼此伴隨、相互影響的共病。當憂鬱情緒產生，可能會降低長輩出門社交的動機，每天關在家裡，缺乏與人互動溝通的機會，失智症就容易伴隨而來，變成一種惡性循環。遺憾的是，老年人身體機能的退化和器官的老化很明顯，但心理健康的衰退卻不易辨認，因此，家屬該如何提高警覺，在長輩出現老年憂鬱初期症狀時就尋求協助，便成為長輩能否享受樂活的關鍵因素！

　　在老年憂鬱症的防治推廣上，不光是要強調篩檢和治療的重要性，如何早一步預防、避免老年憂鬱症的發生，才是達成「幸福樂齡」不可或缺的事！出版《老年憂鬱不是老化：別讓藍色風暴遮蔽年邁旅程》這本書，不只是希望能協助讀者對老年憂鬱症，和容易伴隨出現失智症有所警覺，也提供家屬照護老年憂鬱症的方向。當家中長者失去活力、出現憂鬱情緒時，該如何照顧、與其互動，本書都有訪問專家，提供建議。

　　其實，本書的目的不僅是為了幫助家中年邁的親人，也希望讓還未踏入銀髮階段的讀者，經由明白自己有一天也有可能面臨老年憂鬱的威脅，理解只有盡早做好身心準備和預防，才能替自己預約一個健康快樂的銀髮生活。

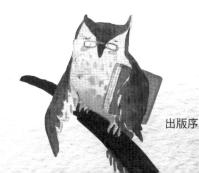

PART1

老年憂鬱症
難以察覺的心病

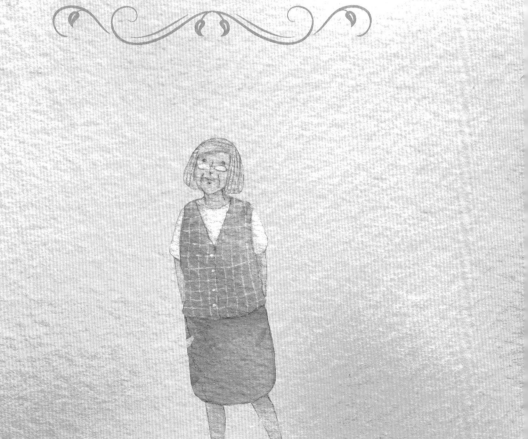

別把老年憂鬱
當成自然的老化

　　「全球有老年憂鬱症問題者，超乎想像！」臺北榮民總醫院精神部老年精神科主任蔡佳芬醫師以國外研究數據指出，約有10～30%的65歲以上熟齡族群，曾抱怨有憂鬱症狀，但實際到醫院求診而被診斷出憂鬱症者，只有1～5%。

　　俗話說：「人老最怕病來磨」，有個不受病痛折磨，身心靈都健康的老年生活，是所有銀髮族的願望。蔡佳芬醫師指出，<u>民眾較易察覺老人家身體與認知行為等功能上的退化，但老人家的憂鬱情緒，卻常被親友「合理化」成老化現象，需要家屬多關心。</u>

　　世界衛生組織（WHO）的報告指出，2020年全世界將有三大疾病：心血管疾病、憂鬱症與愛滋病；屆時憂鬱症造成的疾病負擔，將僅次於癌症，成為人類第二危險殺手。

　　臺中榮民總醫院嘉義分院副院長黃敏偉提到，高雄醫學大

學附設醫院曾在南部廣泛進行問卷調查，<u>推估臺灣約有7～10%</u><u>的65歲以上老人有潛在情緒憂鬱的問題。</u>其中，長期居住在社區的老人家，憂鬱傾向約7～15%；住護理之家甚至高達30%以上。粗估全臺包含有憂鬱傾向，到最後被診斷出有憂鬱症的銀髮族群，約占老年人口的20%，約260萬人。

為何「老年憂鬱症」確診率這麼低？黃敏偉副院長觀察，身體機能逐漸喪失的長輩，可能有認知功能障礙，無法具體陳述憂鬱症狀；加上有的老人百病纏身，醫師或照護者忙於處理疾病，忽視長輩憂鬱情緒；且多數對憂鬱症認識不深的親友，也常把老人家情緒的失落，視為自然老化的一環，「對憂鬱症認知不足、警覺不夠，讓老年憂鬱問題的嚴重性遭到低估」。

長輩憂鬱情緒不明顯
喊痛、突然失能是徵兆

其次，老人家隨著年紀增長，認知及器官功能退化，憂鬱症狀常會與其他疾病混淆，不易在第一時間被發現。黃敏偉副院長表示，他曾遇過一名年約70歲的老太太，因不吃東西、大小便失禁，且出現輕微認知功能障礙，被家人當作早發性老人失智，送到安養中心照護。

某次他與老太太交談時發現她對家中人事時地物的認知不像典型的失智，仔細詢問才發現老太太以前住鄉下，後來被在臺北工作的子女接來同住，「白天孩子不在家，又沒有熟識的鄰居、朋友可說話」，加上老太太身體機能下滑，「身體出現類似失智症的症狀，其實是憂鬱情緒造成的。」

後來黃敏偉副院長開了一些抗憂鬱藥物給老太太，並安排她到安養中心的養護之家參加活動，創造與他人互動的機會，「一段時間後，老太太心情變開朗，身體不適的症狀也陸續消失。」

蔡佳芬醫師提醒，「不同於成人憂鬱症，老年憂鬱症的憂鬱情緒反而不明顯！」有憂鬱傾向的老人並不常主動說出憂鬱心情，患者常外表看起來煩悶，但進一步問他哪裡不舒服？開不開心？患者多半搖頭否認或沒太大反應，增加親友判斷的難度。

此外，老人家因表達、反應能力較差，不太會說出或表現出典型憂鬱症症狀，反而多以「這裡痛、那裡痠」等身體不適表達不舒服，容易被當作一般疾病處理。

不過，仔細觀察有憂鬱傾向的老年人，常有社交退縮、對休閒娛樂喪失興趣、常抱怨記不住等問題，家屬一定要提高警覺，必要時，代為描述狀態給醫師作為診斷參考。

蔡佳芬醫師提醒，如果老人家突然出現大小便失禁、不吃東西，但身體檢查卻無異常，<u>當身體出現「難以解釋的功能退化」，除了趕快就醫找原因，也要提高警覺，主動詢問醫師這樣的症狀是否為心理因素引起。</u>多些警覺，才能幫助長輩走出憂鬱幽谷。

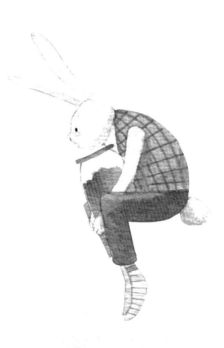

長輩常喊這裡疼那裡痛
是「心」生病了

　　樂觀的長輩突然變了個人，不斷的抱怨頭痛、胸痛、全身痠痛，帶去內外科做檢查，卻顯示沒問題……當心！這可能是老年憂鬱症！年長者若罹患憂鬱症，不只會影響心情，若未及早治療，還可能演變成重症，造成功能性衰退及失能狀態，加重或併發其他身體疾病，甚至出現自殺行為。

　　老年憂鬱症的診斷經常被低估、疏忽和診斷錯誤，羅東聖母醫院統計，老人因憂鬱症就診的比例約只占1.3%。大部分患者沒有及早正確就醫，容易演變成重症，造成功能性衰退及失能狀態，加重或併發其他身體疾病，甚至出現自殺行為。

　　雖然早期的流行病學調查顯示，憂鬱症在老年人的盛行率比壯年人低，但近年研究有增加趨勢。美國研究推估，老年人中重度憂鬱症的盛行率女性為20.4%，男性約9.6%，比例相當高。英國老年憂鬱症的研究則指出盛行率約1/10，至於臺灣本

土研究約為21％，重症約5％，但醫師依臨床觀察表示，老年憂鬱症的個案仍被嚴重低估。

前臺中榮總精神部一般精神科主任莊凱迪說，社區研究顯示，約4％的老人受到重度憂鬱症的困擾，憂鬱症對老年人的身心健康有很大的影響，連美國這麼重視憂鬱症的國家，也只有1/3的老人接受抗憂鬱藥物治療，大部分是沒有發現或是發現了卻完全沒治療。

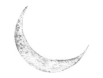

老年憂鬱症自殺率高
容易與失智症混淆

「當臨床醫師忽略了老年憂鬱症，同時也忽略老人身體健康與自殺的風險！」莊凱迪醫師嘆氣說，「老年憂鬱症是老人自殺的主要危險因子，與其他年齡層相較，老人的自殺率最高」。除自殺外，憂鬱讓免疫力變差，也增加其他疾病，如心臟病、癌症、中風等死亡率，降低平均餘命。「憂鬱症不只是心情問題，更讓身體變差，自殺率可能也增加。」

當爸媽常抱怨身體不舒服，卻查不出病因，就要警覺。很多人會覺得老年人體力變差，抱怨很正常，其實這是大錯特錯的觀念。

老年憂鬱症的症狀可能是動作遲緩、疲倦、快樂不起來，但表現出來的感覺跟壯年人不同。國泰綜合醫院精神科主任邱偉哲分析，<u>憂鬱的年輕人會直接說心情不好，但老年憂鬱症會用身體不舒服來表示，例如：一直說頭痛、胸痛、腸胃不舒服、全身痠痛等</u>，但做完各種檢查都沒問題，導致這群人一直在逛各大醫院，就診次數比一般患者多。<u>若有不舒服卻查不出病因的情況，建議和內外科醫師商量，及早轉診到精神科做進一步診斷。</u>

　　<u>老人不舒服的症狀到底是身體疾病所致，還是老年憂鬱症的表現，需要時間釐清，</u>也增加老年憂鬱症的診斷難度。莊凱迪醫師舉例：憂鬱造成說話和動作遲緩，有時家屬會以為是帕金森氏症，到神經內科掛號；老人表示疲倦，親友會以為是肝臟疾病，而帶到肝膽腸胃科就診；老人食慾不佳，家屬會以為是假牙沒弄好，或是腸胃道不舒服，求助腸胃科；老年憂鬱症導致心悸，親友會以為是心律不整，而找上心臟科。

　　最難診斷的是早期失智與憂鬱症。莊凱迪醫師解釋，失智症初期症狀往往是憂鬱，而憂鬱的老人也比較容易失智，有人是先失智，再得到憂鬱症，但也有人是先憂鬱，再得到失智症。如果無法分辨，一般會先用副作用少、安全性高的憂鬱症藥物治療，看看是否有效，如果沒效，很可能就是失智。

老年憂鬱症有哪些症狀？

1 常抱怨身體疼痛、睡不著

　　輕度的老年憂鬱症表現跟年輕人類似，可能會看什麼都不順眼、覺得很煩、容易生氣、焦慮、悶悶不樂、不安、心浮氣躁、睡不著、疲勞、動作遲緩等，不然就是全身這裡痛、那裡痛等。

　　邱偉哲醫師說，憂鬱（depression）是外來語，中文沒有憂鬱這兩個字，憂鬱患者會心情不好、很煩、很低落，看起來像「鬱卒」。

2 不想出門

　　輕度憂鬱症患者會害怕面對外界而不出門，因為老年人不用上班，家屬更要細心觀察，是否以前人家約都會出去，現在怎麼約，都不願意出門；或是以前會出門運動，最近都不出門，整天躲在家裡。

3 原本會做的事，現在都不會做了

　　原本會自己煮飯，現在都不煮了；以前會照顧自己，現在變得不會照顧自己了。

4 沒食慾、體重減輕

體重如果兩週或一個月內減輕5％，也是警訊之一。

5 感到悲觀，甚至想自殺

莊凱迪醫師提醒，老年憂鬱不一定就是憂鬱，而是快樂不起來，他覺得大陸翻成「抑鬱症」很貼切，主要是開心被壓抑下來，開始變得很悲觀。

重度憂鬱症患者最明顯的表現就是想自殺，邱偉哲醫師解釋，憂鬱的長輩可能因孤單沒人陪或是沒人發現內心的鬱悶，加上身上許多病痛受不了，不想成為小孩的負擔，而選擇結束自己的生命。

「年輕人說自殺可能是想引起注意，但老人家說不想活了，就一定要當真！」莊凱迪醫師提醒，因為老人家大多忌諱談死。

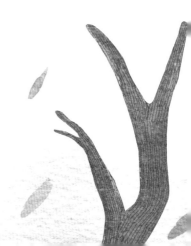

簡單的篩檢量表
察覺老年憂鬱症

老年憂鬱症和成人典型的憂鬱症不同,因症狀不明顯,經常被忽略,或是和其他疾病混淆。研究也發現,憂鬱症是年長者自殺元凶,需提早預防,避免憾事發生。到底為什麼會罹患老年憂鬱症?又該如何早一步警覺?

失落、疾病6原因
誘發老年憂鬱情緒

就臨床門診觀察,舉凡遺傳、性別、社會因素、身體疾病與殘障、藥物,以及人格問題等6大因素,都是「老年憂鬱症」常見的誘發病因。

臺中榮民總醫院嘉義分院副院長、身心科醫師黃敏偉指出,醫學上的確有「老人精神憂鬱」(Geriatric Depression)

的說法，評估年紀是從65歲開始。不過，銀髮族的憂鬱問題，最早可從55歲後開始觀察。臺北榮民總醫院精神部老年精神科主任蔡佳芬醫師也提到，下列幾項因素，都是誘發「老年憂鬱症」的常見原因。

1 社會因素

- **失落族群**：包括失去健康與自主能力、失去親人、喪偶等銀髮族群的憂鬱風險會增高。統計發現，喪偶者在7～12個月內為憂鬱症高危險群，憂鬱比例達24％，不過，悲傷憂鬱的情況會隨時間慢慢被沖淡，憂鬱的情況兩年後約降到9％；三年後約降到3％。
- **鰥寡孤獨族群**：包括離婚、獨居等，若少參加社交活動，憂鬱風險也會提高。
- **弱勢族群**：缺乏社會支持，憂鬱風險也會提高。

2 身體疾病與殘障

臨床發現，銀髮族的身體疾病、殘障與憂鬱，三者間會相互影響，也就是身體疾病會導致熟齡患者出現憂鬱傾向；而憂鬱症狀，易加重身體疾病的殘障程度與病情。

3 藥物

　　銀髮族群因器官機能退化，看病吃藥在所難免，但臨床包括化學治療、荷爾蒙治療、抗高血壓藥、類固醇藥、止痛藥、抗巴金森氏症藥、毛地黃類藥等，都可能誘發憂鬱情緒，讓老人家出現憂鬱傾向。

4 人格問題

　　與一般的憂鬱症類似，人格特質中易憤怒、抗壓性差、要求完美的強迫性人格，以及個性依賴的長者，較易得到憂鬱症。

5 遺傳

　　老年憂鬱會受憂鬱症家族史影響，但相較於年輕憂鬱症患者，老年憂鬱的遺傳性較低。

6 性別

　　統計上發現，憂鬱症的男女比例，65歲以前，女性普遍比男性多1倍，但65歲以後，老年憂鬱風險的男女比例就越來越靠近。

老年憂鬱症篩檢量表（GDS）

原本樂觀的長輩突然變得鬱鬱寡歡嗎？就連硬朗的身體也開始動不動就抱怨不舒服、生活無法自理嗎？不妨用下列的篩檢量表，做個簡單的測試吧！

· 美國於1986年設計出「老年憂鬱症篩檢量表（GDS）」。原為30題版本，而後修訂為15題、4題等版本。目前已廣泛運用於社區、急性醫療或長期照護機構。

★ GDS 15題版本

· 總分7分以上，就需懷疑有老年憂鬱症

		是	否
1	基本上，您對生活滿意嗎？		1
2	您是否比較喜歡待在家裡，較不喜歡外出及不喜歡做新的事？	1	
3	您是否大部分時間精神都很好？		1
4	您是否害怕將有不幸的事情發生在您身上？	1	
5	您是否覺得「現在還能活著」是很好的事？		1
6	您是否常常感到厭煩？	1	
7	您是否常常感到無論做什麼，都沒有用？	1	
8	您是否覺得現在活得很沒有價值？	1	
9	您是否減少很多活動和嗜好？	1	

10	您是否覺得生活很空虛？	1	
11	您是否大部分的時間都感到快樂？		1
12	您是否覺得自己比大多數人有較多記憶的問題？	1	
13	您是否覺得精力很充沛？		1
14	您是否感覺您現在的情況是沒有希望的？	1	
15	您是否覺得大部分的人都比您幸福？	1	

★ GDS 4題版本

· 總分1分以上，就需懷疑有老年憂鬱症。

· 附加題「是否有自殺想法」，若答案為「是」，不論總分多少，建議轉介精神科，進一步確診治療。

		是	否
1	基本上，您對您的生活滿意嗎？	0	1
2	您是否覺得您的生活很空虛？	1	0
3	您是否害怕將有不幸的事情發生在您身上？	1	0
4	您是否大部分的時間都感到快樂？	0	1
附加題	您是否想結束您的生命	1	0

資料來源／臺北榮民總醫院精神部老年精神科主任蔡佳芬提供

區辨老年憂鬱症、失智症

　　如果年邁父母總是鬱鬱寡歡，做什麼都提不起興趣，還常忘東忘西，到底是憂鬱還是失智？該去看醫生嗎？還是只是正常老化？究竟該如何判斷家中老人是否得了憂鬱症？

　　臺北榮民總醫院精神部老年精神科主任蔡佳芬醫師說，老年憂鬱症與成人憂鬱症的差別在於，成人可以主動且明確地指出自己有情緒的問題，有些人甚至會主動表明自己需要治療；但相反的，老年人較無法清楚且主動地表明自己憂鬱的情況，因此常被忽略。

　　有些老年憂鬱症患者會不斷地抱怨身體的種種病症，家人往往只注意到他們抱怨的部分，帶去看內外科卻一無所獲，忽略了憂鬱症的存在，導致延遲了憂鬱症的治療。

　　舉例來說，一個老年憂鬱症的患者，會抱怨記憶力出問題，身體功能衰退，但未提到最近心情如何，而家人認為記憶變差是正常老化現象，不會懷疑老人得了憂鬱症。天主教耕莘醫院

神經內科顧問醫師葉炳強說，老人比較不會因憂鬱而就醫，因為許多家屬不知道心情不好影響生活功能是心理疾病所致。

外表看來雷同
憂鬱、失智怎麼分

　　想要判斷是憂鬱症還是失智症，蔡佳芬醫師建議，可從「患者本身是憂鬱症，卻有認知功能下降的症狀」、「患者本身為失智症，但合併憂鬱症狀」以及「某一病因（如中風），同時造成失智與憂鬱」等3大層面去釐清。

　　其中值得注意的第1項「患者本身是憂鬱症，卻有認知功能下降的症狀」，蔡佳芬醫師分析，這在「老年憂鬱症」的診斷上，又必須從兩方面來評估：

1. 患者其實沒有如失智症般的認知障礙，但因為憂鬱症狀，低估了自己的功能狀態。例如：憂鬱症患者常抱怨自己忘東忘西，記憶力越來越差，但從測驗或檢查來看，並沒有失智的傾向，記憶力變糟的原因可能是睡眠品質不好或心情不佳。

2. 確實有認知障礙，但經過治療後即改善，屬於認知障礙可逆的「假性失智」。

老年憂鬱症和失智症經常被搞混，對此，蔡佳芬醫師說，兩者在病發的前期都常出現記憶力衰退的問題，且有些老人失智症的前期也會出現憂鬱的情況，因此觀察到家中老人有任何憂鬱症狀時，一定要就醫檢查，千萬不要自行判斷。

　　蔡佳芬醫師也說，老年憂鬱症患者的情緒變化很大，因為憂鬱症的形成時間很短，可以在兩個禮拜內從沒事變成重度憂鬱症。相反的，失智症是緩慢形成的，因此當家人發現時，往往已經有段時日了。

　　葉炳強醫師則表示，失智症的主要症狀是原本熟悉的事情或功能開始退步，例如煮飯、買菜等工作，但這些過程與變化都是緩慢而細微的，不易觀察出來，因此常被忽略。比較明顯、容易觀察的失智症狀反而是病人會開始忘記事情，一直重複問同樣的問題，而這個症狀恰巧也是憂鬱症病患會出現的。

憂鬱症持續惡化
恐增加罹失智症機率

　　很多人認為憂鬱症治不好，所以也就不治了，蔡佳芬醫師澄清說，經過統計，以現在的醫學技術，有2/3以上的憂鬱症患者，只要接受單一治療藥物就能夠痊癒。因此，憂鬱症的治癒

老年憂鬱不是老化
別讓藍色風暴遮蔽年邁旅程

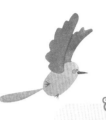

老年憂鬱症V.S老人失智症

憂鬱症患者反應	失智症患者反應
「我最近記性好差，什麼都記不住，我會不會是生病了？」	「我沒有忘記啊，我都記得」，但事實上他不記得。
醫生問診，常答「我不知道，我都不記得了。」	認真回答醫生的每一個問題，但都答錯。
情緒變化大、明顯。	情緒變化不明顯。
家屬可以明確知道，且清楚指出某段時間情緒不穩，記性變差	家屬無法指出究竟是從什麼時候開始的，開始多久了。

率是很高的，只要發現家中老人有憂鬱情緒，一定要盡早帶到醫院治療。

　　然而，需要特別注意的是，老年憂鬱症與失智症關係密切。葉炳強醫師說，<u>憂鬱症患者若病情持續惡化，的確有可能增加得到失智症的機率。</u>蔡佳芬則提醒，憂鬱症有可能是失智症的危險因子，有些失智症患者早期會只出現憂鬱症的症狀，讓人看不出其實背後隱藏的是失智症。<u>單純的憂鬱症通常都能治癒，但失智症是無法治癒的。當發現憂鬱症一直治不好時，要當心，有可能是失智症的前兆。</u>

服藥、光照、運動等
對治療憂鬱症都有幫助

　　蔡佳芬醫師說，目前治療老年憂鬱症的藥物療法是使用抗憂鬱劑，抗憂鬱劑有很多種，很多人誤以為這些藥物會壓抑情緒，其實是作用於腦部，調整腦的分泌物質，達到治療的效果。

　　值得提醒的是，<u>無論是何種抗憂鬱藥物，都不會立即見效，必須連續服用超過6～8週，才會開始出現效用，許多病患或家屬在這之前就放棄了治療，非常可惜。</u>

　　有些家屬會問，除了提醒長輩聽從醫生指示按時吃藥，定期回診，還可以替憂鬱的長輩做些什麼？蔡佳芬醫師說，治療憂鬱症不只有藥物有效，多運動、多曬太陽、多接觸音樂等藝術活動也是很有效果的。家人也不需要在老人的飲食上面做限制，吃得均衡及可，若一定要補充營養品，只要補充維他命B群即可，不用刻意吃什麼。

　　蔡佳芬醫師認為，失智的人會有憂鬱的情況，憂鬱的人也會有認知功能上的變化，二者互為症狀，因此很容易搞混。失智症接受治療，主要是延緩病程，變差的記憶力不可能回復到過去健康時的水準，然而，憂鬱症經過治療，當症狀改善，患者就能恢復自理生活的功能，權衡之下，失智症的治療較沒有

急迫性。若暫時不確定是憂鬱還是失智，可考慮先朝憂鬱症的方向來治療，但同時也會針對失智症，持續進行觀察、追蹤。

1 分鐘檢測失智症

極早期失智症量表（AD－8）

注意：「是，有改變」代表你認為在過去的幾年中有因為認知功能（思考和記憶）問題而導致的改變。	是，有改變	不是，沒有改變	不知道
1　判斷力上的困難：例如落入圈套或騙局，財務上不好的決定，買了對受禮者不合宜的禮物。			
2　對活動和嗜好的興趣降低。			
3　重複相同的問題、故事和陳述。			
4　在學習如何使用工具、設備、和小器具上有困難。例如：電視、音響、冷氣機、洗衣機、熱水爐、微波爐、遙控器。			
5　忘記正確的月份和年份。			
6　處理複雜的財務上有困難。例如：個人或家庭的收支平衡、所得稅、繳費單。			
7　記住約會的時間有困難。			
8　有持續的思考和記憶方面的問題。			
總得分			

計分標準：是＝1分、不是＝0分、不知道＝不計分
總分2分（含）以上即建議就醫。

資料來源／臺灣臨床失智症學會

憂鬱症容易和這些疾病混淆

老年憂鬱症可能與其他疾病混淆嗎？老年憂鬱症雖然有典型且明顯的症狀，但醫師建議，出現症狀時，仍應至醫院接受相關的身體檢查，才能確診為何種疾病，進行正確的治療，勿自行下判斷，以免延誤治療。以下3個疑似憂鬱症的案例，讓醫師抽絲剝繭、為你解答。

CASE1
鬱鬱寡歡
腦中風誤會成憂鬱症

小陳的父親日前出了車禍，受了輕傷，在醫院檢查無大礙後就回家休息。1個月後，小陳發現父親行為似乎退化，還常說他思緒混亂，身體不適，心情很差。小陳擔心父親得了老年失智症或是憂鬱症，趕緊帶到醫院精神科檢查。但醫

生檢查後認為父親的症狀並不符合典型的病程，安排電腦斷層檢查後發現，父親的左邊腦部有中風現象，趕緊轉介神經內科安排住院治療，父親才逐漸恢復健康。

專家解析》臺北榮民總醫院老年精神科主任蔡佳芬醫師說，所有醫生都不會隨便說老人有精神疾病，病人到院後，一定會先安排相關的身體檢查，確定憂鬱不是因為身體其他疾病所造成，才會進行診斷。

有些病人出現憂鬱症狀，認為是憂鬱症，到院檢查後才發現是沒有檢查出來的腦出血或癌細胞在作祟。因此，她提醒，當家中老人出現任何狀況時，一定要帶到醫院檢查，不要自己下判斷亂買成藥。

CASE2
原本會的事突然不會了
非失智憂鬱，竟是腦瘤

佳茗的母親最近情緒突然變得很差，原本喜歡的事情都不做了，甚至有一天突然說她不會走路了，佳茗擔心媽媽得了失智症或憂鬱症，趕緊帶去醫院檢查。醫生檢查後發現，

媽媽沒有失智和憂鬱的症狀，竟然是長了腦瘤，影響到她的行為。趕緊轉介神經外科，安排手術治療。

專家解析》老年憂鬱症的明顯症狀是會失去興趣，原本喜歡的事情都不想做了，蔡佳芬醫師舉例，如原本固定吃藥、看醫生，現在都不願意吃、也不願去看了，這種情形發生時，家屬就要非常注意。但當家中老人出現一些症狀時，不要自己認定是憂鬱症，一定要帶到醫院給醫生親自問診，確認沒有其他疾病，才能開始治療。

CASE3
全身無力
原來是缺鈉

　　程偉的爸爸平時很養生，為了避免三高，用餐堅持低糖低鹽，非常清淡。但最近他發現爸爸看起來悶悶不樂，沒什麼動力，全身都沒力氣，每天只想躺在床上休息。程偉擔心爸爸得了憂鬱症，帶他到醫院檢查發現，原來爸爸長期不吃鹽，身體出現低血鈉的反應，才會全身無力。經過醫生建議，每天適量攝取各種營養後，爸爸也恢復了健康。

專家解析》很多老年人講究養生，任何鹹的東西都不吃，有時矯枉過正，出現缺鈉鹽的情況，就會產生類似憂鬱、全身沒力氣的情形。家屬一定要注意，飲食要均衡，才不會缺乏營養素。

另外，很多老人牙齒不好，不吃肉或堅持吃素，或只吃愛吃的幾樣食物，營養不均衡，都易導致維生素B群缺乏，這樣也容易出現憂鬱症狀，需要家人幫忙調整改善。

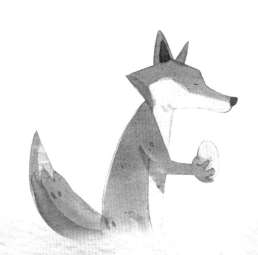

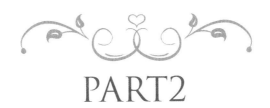

PART2

別讓老年憂鬱症
擊倒你愛的人

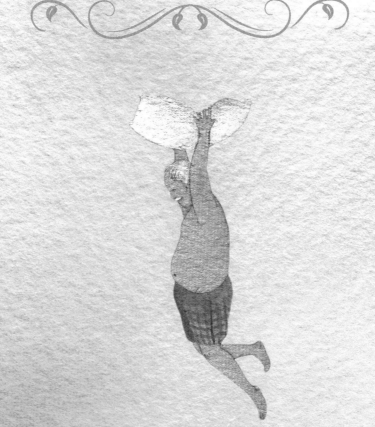

用「改善失眠」勸他就診

當家中長輩突然變得鬱鬱寡歡、經常失眠，已經到了該看醫師的地步時，老人家卻礙於面子，怎麼都勸不聽！該如何讓爸媽願意到精神科就診？子女溝通時，又該避開哪些錯誤的回應地雷呢？

一名80多歲的獨居婆婆，長時間無人說話，開始變得憂鬱。小孩一年才回去幾次，發現婆婆不太對勁，帶她就醫。回家服藥後，依舊悶悶不樂。後來在國泰綜合醫院精神科主任邱偉哲醫師建議下住院，接受治療，住院期間護理師照三餐問候，醫師也三不五時來查訪，一段時間後，婆婆才終於變得比較有笑容。

邱偉哲醫師說，其實住院治療時使用的藥物跟門診藥物差不多，但不同的是多了醫療人員的關心，病情也就好轉。有些患者住院後，家屬經常探視，病情也有了起色。

老年憂鬱普遍晚就醫

很多人覺得老人家是大人，感覺不舒服自然會說，其實老人家也像小孩，心情不好不見得會說出來。小孩有些優勢，不講話時，媽媽會緊張地帶他看醫生；但老人家不講話，兒女會覺得只是心情不好，容易忽略，若老人常哀哀叫，兒女則會覺得煩，覺得是「無病呻吟」，也未必會重視。

很多時候都是久居國外的家屬回臺探視時發現，原本熟識的親人狀況差很大，才提醒在臺灣的家人帶老人家去看診，延誤了黃金治療時機。若是獨居老人患有憂鬱症，缺乏外出看醫生的能力，就醫時間普遍更晚。

人年紀越大，越不容易把內心的感觸說出來，壓抑久了，就容易不開心；面對老年憂鬱症，醫師認為「說出來最重要」！至於不願意說出真相的老年憂鬱症患者，可大致分為以下兩種類型：

1 維護尊嚴型

在很多家庭中，爺爺是家中的王者，自尊心非常強，有些年輕時在職場上不可一世，老了不再有人勤獻殷勤，導致心理出現很大的落差。若想帶悶悶不樂的長輩去看精神科醫師，很

多老人家會覺得「憂鬱症是精神病」、「我沒有發瘋」、「我又不是孝維（閩南語：瘋子）」，因而排斥去看精神科醫師。典型的老一輩對憂鬱症有負面的刻板印象，他們要維護尊嚴，不覺得自己有問題，頂多只願承認身體不舒服。

面對自尊心很強，不願看診的老人家，邱偉哲醫師建議要給他臺階下，可以告訴父母，今天來看醫生是為了改善失眠、胸口不舒服或是頭痛等身體不適；也可帶家屬去看其他科醫師，由其他科醫師來建議「換醫生」。以國泰醫院為例，內科八診就是精神科，所以其他科醫師要轉診，都直接跟病患說到八診去找醫師，患者就這樣不知不覺走進精神科門診，沒想到卻看好了！有時病人還會說「八診醫生很厲害」，建議其他有相同症狀的病人也到八診。有的醫院則是把精神科改名為「身心科」，病患接受度較高。

2 無法溝通型

有些長輩覺得自己沒病，不願踏進診所或是醫院，讓子女覺得很難溝通。前臺中榮民總醫院一般精神科主任莊凱迪說，憂鬱症患者有85％會失眠，不妨告訴爸媽「我們去醫院看失眠」，這樣大部分的人都願意。像有家屬就這樣連哄帶騙把爸媽帶到診間，當爸媽不開心地質問「不是要看失眠，怎麼跑來

精神科？」莊凱迪醫師連忙回答，「我就是看失眠的醫師」或「失眠就是精神科在看」，才讓老人家安心不少。

　　莊凱迪醫師還有另一個方法，就是告訴老人家「不舒服是神經衰弱引起」；他解釋，有些老人家可以接受神經衰弱，但不能接受憂鬱症。邱偉哲醫師也建議，老年憂鬱症患者常伴隨身體不舒服，家屬可以告訴長輩，是因自律神經失調或是失眠等問題才去醫院看診，不要講到「精神」這兩個字，長輩比較願意看診。

　　有些病人一直不願意出門就診，直到憂鬱症嚴重影響生活、非常虛弱，而被家人強行帶到醫院，或因其他疾病住院，精神科醫師才有機會接觸到患者，其實只要接受治療，病情就會改善很多。

　　很多病人排斥住精神科病房，邱偉哲醫師說，曾有個阿婆本來不願住進精神科病房，但住院一次後卻非常喜歡，因為很多人會跟她噓寒問暖，不像她在家裡都是一個人，此後還主動跟醫師說要住院。

「無效安慰」反增加患者壓力

　　陪伴、同理心與傾聽，是協助家中長輩對抗「老年憂鬱症」的重要武器。有些家屬想安慰、開導憂鬱的老人家卻不得要領，常脫口說出「你想開就好了」、「你要堅強一點」、「不要胡思亂想，病就會好」、「要趕快好起來喔」等看似鼓勵的問候語，但這些「無效安慰」無助病情改善，反而會徒增患者壓力，甚至加重病情。

陪伴老年憂鬱症患者
家人避免這樣做

錯誤方法 1 》
告訴患者不要想太多

　　很多家人很熱心，甚至當起醫生，開始「治療」病人，告訴病人不要想就會好，前臺中榮民總醫院一般精神科主任莊凱迪

醫師說，憂鬱症患者就是沒辦法控制自己不去想，家人越說不要想，患者越覺得自己無能、糟糕、沒用，壓力就更大。有時憂慮是因為身體疾病，如小中風等所引起，並非單純的心理問題，最好還是由醫師給予治療建議。

臺北市立聯合醫院松德院區精神科主任劉興政也指出，不論老年憂鬱症或是一般憂鬱症患者，「負向情緒思考」是很典型的症狀，<u>臨床發現通常在上午時段，這類低落、憂鬱的情緒比較明顯</u>。與憂鬱症患者相處，最忌諱勸患者「想開點」，且老人家的輩分、地位通常比照護者高，晚輩對長者說無效安慰，聽在長輩耳裡，不但收不到效果，反而會被長輩解讀為是指責，覺得自己被嫌棄老了、沒用了。

錯誤方法 2 》
說患者想不開，才生這個病

振興醫院精神部主治醫師袁瑋提到，有些家屬會對憂鬱症患者說「你就是愛胡思亂想，才會得到憂鬱症，你要想開一點！」其實，情緒低落與焦慮是憂鬱症患者無法自我操控而出現的症狀，不會因為督促自己想開一點、不要胡思亂想，症狀就會好轉，還是必須靠藥物治療，才能明顯緩解。過度給予無效安慰，只是徒增患者壓力，讓他們覺得不被理解、沒有人支

持，「久而久之，患者不願開口傾訴心情，反而不利於病情控制。」

莊凱迪醫師說，病患要的是不帶批評的陪伴、支持與鼓勵，不能暗示生病是他自己造成，甚至怪他「你就是想不開，才生這個病」，事實上多半是「生這個病才想不開」。

憂鬱症患者常會自責，覺得自己拖累別人，如果家人常說「你為何不看開點」，患者會覺得是自己的錯，以致造成別人困擾、拖累別人。

錯誤方法 3 》
要患者改變，給一堆建議

家屬最愛建議「你要這樣做才會好」，莊凱迪醫師說，這些都是沒有必要且不好的關心，有些家屬甚至企圖改變患者的作息，例如硬要他白天不要睡，晚上才能入睡，但患者就是晚上睡不著，只好白天來補眠，他無法控制自己入睡的時機。患者其實很需要有人懂得他的無助與無奈，家屬不要急著給建議。

不要急著要求憂鬱的老人家改變思維與生活方式，他需要的是理解、包容與共鳴，等到情緒改善後，行為自然會改變，家屬太著急反而容易搞砸。

錯誤方法4 》
強迫患者出門運動

很多人以為憂鬱症患者多出門走走，心情自然會好，如果患者不去就大吵一架，但莊凱迪醫師說，憂鬱症發作時，患者會沒有力氣，沒辦法出門走走，應該讓他好好休息。也有人硬把患者拖去運動，他說，我們不會叫骨頭斷掉的人去運動，面對較嚴重的憂鬱症患者也應如此，要先讓患者休息，待患者體力恢復後，才陪他一起去運動。

袁瑋醫師強調，<u>家中若有老年憂鬱症的長輩，晚輩應捨棄「勸導式安慰」策略，只要耐心陪伴、站在長輩立場靜靜傾聽他的心情</u>，不需給予什麼具體建議。等長輩訴說完心情後，再視情況提議一起去散步、運動等，幫忙轉移情緒，避免患者沉溺於負面情緒太久。

陪爸媽去看診
別一問三不知

當家屬陪憂鬱的長輩到醫院就診，醫師最常問的是：（1）長輩吃飯吃得好不好？（2）睡覺睡得好不好？（3）有沒有出去走走？很多家屬會回答：「我白天上班，不大清楚老人家白

天的狀況。」國泰綜合醫院精神科主任邱偉哲醫師建議由比較了解病患生活作息的人陪伴就醫，較能協助醫師準確判斷。

邱偉哲醫師分析，醫師問的問題看似簡單，實際上藏有大學問，從中可得知老人家會不會自己煮飯，還是媳婦餵食；如果老人家可以自己煮、自己吃，問題不大嚴重；最怕的是，連餵食都不願意吃，就很麻煩。

他進一步解釋「魔鬼藏在細節裡」，問老人家吃什麼，也可看出老人家的生活品質，可了解病患有沒有人照顧、白天是不是一個人在家、身體機能好不好等。假如老人家說「三餐我都自己想辦法」，可能病患自己住，容易孤單寂寞；假如老人家說原本會出門買菜，最近都是熱冰箱裡的剩菜來吃，表示病患憂鬱到不想出門；若老人家說「我不餓」，可能代表沒食慾或根本吃不下。

此外，醫生會問患者「為什麼要來看診？」很多人會答說，女兒、兒子叫我來，這樣回答者，代表他和子女的關係還不錯。有時狀況敏感，例如兒子往生，或兒子不孝、會偷錢等讓老人家煩心，病人就不一定會說實話，但病人不說實話，醫生就很難對症下藥。陪同看診的家屬，若聽出患者隱瞞了某些事，可在病患離開診間後，再進診間告訴醫師。願意面對問題，老人家會恢復得快一些。

把「防治憂鬱症」當作
「長期控制慢性病」來看待

　　研究顯示，憂鬱症會慢性化，甚至好不容易改善後又復發，專家也建議，要把憂鬱症當作是「長期控制的慢性病」來看待，因此，<u>預防勝於治療，莊凱迪醫師建議家人在老人家還沒有憂鬱之前，就「先預防孤單」。不是要勉強父母參加活動，而是要找父母有興趣的活動，例如帶爸媽去參加社團，或培養固定去公園、郊外走走的習慣，或定期安排親友間的聚會等。</u>

　　在飲食方面，補充缺乏的營養素，對於改善憂鬱症也有幫助，孩子不妨準備富含omega-3深海魚油的食物給爸媽吃，一來補充營養，二來爸媽收到子女的關心，也會開心。最後，提醒子女，如果爸媽有老年憂鬱症，別再給他們壓力，不帶批評的關心與陪伴，一起尋求專業人員的協助，都能讓爸媽再展笑顏。

罹癌者易陷入憂鬱
避免負面情緒削弱治療動力

　　「久病厭世」令人擔憂，但根據統計，癌友罹患憂鬱症的比例近1/5，自殺率比一般人高出2.5倍，研究也顯示，癌友在確診後兩年內，自殺的比例是最高的，而且不只如此，癌友因為承受巨大的壓力，身心失衡，就連罹患心肌梗塞與中風等疾病的風險，都在短時間內變得很高。到底長輩罹患哪些癌症及疾病，比較容易併發憂鬱症？想幫他們降低心理壓力，親友又該怎麼協助呢？

胰臟癌、口咽癌憂鬱比例高
且年紀愈大愈容易罹憂鬱症

　　癌症病人出現憂鬱症或憂鬱情緒的比率，比一般人高出許多，其中又以胰臟癌、口咽癌、乳癌，名列前3大高危險群。

有些患者會病急亂投醫，尋找另類療法或重複檢查，但醫師提醒，這樣反而會造成更大的心理壓力，增加憂鬱情緒。

萬芳醫院精神科主治醫師潘建志表示，在他的看診經驗中，乳癌患者併發憂鬱症的比例高達60％，失智症患者罹患憂鬱症的比率則為30～40％，且年長者較年輕人易罹患憂鬱症，也就是隨著年紀增長，得到憂鬱症的可能性也隨之增加。有一部分原因來自健康上的問題，年紀大了，毛病自然較多，身心因素都會影響併發憂鬱症的機會。

和信醫院身心科主治醫師林帛賢提到，常見併發憂鬱症的族群有癌症、心血管疾病者（心肌梗塞、中風等）、洗腎患者、愛滋病友等。實證資料顯示，癌症併發憂鬱症的比例約16.3～16.5％，心血管疾病患者則約20％，洗腎病患有22.8％的比率，愛滋病友更是高達5成的比例患有憂鬱症。

綜合潘建志醫師與林帛賢醫師的經驗與描述，憂鬱症的併發原因可分為三種層面：

1. 主觀心理壓力（心理）

即面對生離死別、家庭負擔而產生的心理壓力，也包含疾病本身產生的疼痛，或治療過程中伴隨的痛苦所產生的精神上的折磨，例如：癌症在化療過程中的苦痛，易帶來極大的心理

壓力而併發憂鬱，幾乎所有癌症與重大疾病（心肌梗塞、中風等）皆有此種壓力。

2. 疾病影響大腦功能（生理）

因身體某部位功能受損，使得腦部機能不平衡，此情況常先發現憂鬱傾向，才確診該疾病，且易有被害妄想、聽幻覺等症狀出現，如老年失智、甲狀腺功能低下、腦癌、胰臟癌等。其中甲狀腺功能低下患者，因甲狀腺素分泌不足，容易有嗜睡、食慾不振、情緒不穩等症狀，嚴重者可能併發憂鬱症。

3. 藥物影響

療程中所服用的藥物，像是化療藥物本身或是抗荷爾蒙用藥，如Tamoxifen，都可能使腦部、荷爾蒙、體內化學物質、免疫功能產生改變，另外，某些療程可能會使婦女的女性荷爾蒙變少而提早停經，出現憂鬱情形。

造成憂鬱症的生理機制可分為兩種，一種是神經傳導物質的變化，另一種則是大腦功能變差導致。潘建志醫師進一步說明，影響憂鬱症最深的三種神經傳導物質分別為血清素、正腎上腺素、多巴胺，這些傳導物質可能因疾病、藥物、毒品而改變分泌量，進而誘發憂鬱情形。例如：吸食毒品會大量分泌某

些神經傳導物質，對神經造成傷害，導致之後人體不能再自行分泌，將來很可能產生精神疾病。

至於大腦功能變差引起憂鬱症的機轉，與「生理原因」導致憂鬱症有異曲同工之妙，多由內科相關疾病所引起。像是腎臟病中的尿毒症，會導致患者代謝廢物的能力下降；若罹患心肺功能疾病，則會使血液中氧氣攜帶量不足；若罹患肝硬化、肝炎、肝癌，易使排毒與代謝能力大減，皆可能影響腦部功能，進而產生憂鬱情緒。

癌症病人覺得累是正常的？
別讓「癌疲憊」影響治療成效

許多癌症病友會將治療期間感到「疲憊」視為理所當然，甚至有患者因癌疲憊心力交瘁而放棄治療。事實上，癌症病人覺得累或疲憊，是可以改善的。根據統計，臺灣有7成癌友都患有癌疲憊，「癌疲憊」為「癌因性疲憊症」的簡稱，指的是癌症本身或治療造成的疲憊感，為身體、情感與認知在主觀意識上出現持續性疲累的痛苦感受，且此疲憊與近期的活動量不成正比。

無論化療、放療、荷爾蒙治療、免疫治療都可能出現癌疲憊，主因是癌症治療會誘使巨噬細胞製造免疫發炎物質，加上

內分泌系統受影響，促使大腦分泌特殊神經傳導物質，以及惡性腫瘤本身造成的身體影響等，都會讓人產生疲憊感，患者往往精神不濟、體力不足，不管休息多久，情況都沒有改善，有時連走路、炒菜這種小事情都做不好，甚至還有癌友形容每次治療結束，都會有一陣子累到連吃飯都會睡著，一天睡20小時還睡不飽。

過去治療癌疲憊，多以類固醇、興奮劑為主，但這類藥物不僅存在副作用疑慮，也較容易成癮，而黃耆多醣注射劑則提供另一種選項。根據臺灣本土研究顯示，在接受黃耆多醣注射劑治療的患者中，癌因性疲憊症改善比例高達7成左右。另外，目前最有效的非藥物治療是運動。

憂鬱症的出現會讓癌友更感覺疲憊，但治療好憂鬱症不代表癌疲憊會完全解決，畢竟兩者雖可能相互影響，卻是不同的病症。癌因性疲憊與憂鬱症都可能使病人身心俱疲，缺乏動機繼續做醫師建議的抗癌治療，這不利於改善病情。

找回失去的生活重心
有助癌友遠離憂鬱困擾

癌友感到憂鬱最明顯的原因就是「失落」（Loss）。林

帛賢醫師收治的病人中，有一位經營卡拉OK及熱炒店的老闆娘，之前常被丈夫家暴而離婚，後來獨自在鄉下經營事業，與客人有唱有笑是她一生中最快樂的時光，沒想到卻被診斷出患有卵巢癌，想到前半生這麼辛苦，晚年又罹癌就很難過。為了治療，她打算讓熱炒店暫時歇業。每當客人問起她何時會再開業，老闆娘臉上藏不住滿滿的失落。

此外，口腔癌患者過去常把「香檳酒」（香菸、檳榔、酒）當成快樂泉源，除了罹癌後必須戒掉菸、檳榔、酒，手術治療也很容易造成破相，出門還得小心翼翼地戴口罩遮掩，不免憂鬱找上門。而胃癌、食道癌患者，連「吃」這個最原始的生活享受都被剝奪，許多病人甚至要用鼻胃管餵食，失去了基本尊嚴，憂鬱也容易趁虛而入。

不過，也有人罹癌後雖然失落，但重拾生活重心後，生活依然精采。這是一位具威嚴的社區長官，罹癌後不知道該如何調整自己的情緒，頻繁出現憂鬱情緒。此時，兒女開始盡孝道，常帶全家人出去吃喝玩樂，讓他享受天倫之樂，家人的支持成了阻擋憂鬱症的助力。由此可知，儘管病症讓我們失去了某些東西，但只要找到生命中重要且有意義的人事物，就可以有效防止憂鬱侵襲。

林帛賢醫師強調，癌症病友感到憂鬱、焦慮是很正常的，

代表他們想要把癌症處理好、想將飲食控制住，但過度負面的態度像是「控制不了」、「再也沒希望」、「想逃避」等想法，可能會將憂鬱情緒惡化成憂鬱症，影響患者治療動力。假如憂鬱、焦慮的情緒已讓自己喪失治療的動力，建議盡快向醫師求助。

病急亂投醫、重複檢查
反而會增加癌友憂鬱情緒

　　潘建志醫師提醒民眾，不論罹患何種疾病都要正向思考，切勿過度焦慮，有些患者會病急亂投醫地尋找另類療法或重複檢查，反而造成更大的心理壓力。另外，有些病患不願意看精神科，如恐慌症病友，常跑到心臟科、急診處就診，不但無法對症下藥，還會延緩就醫時間。呼籲民眾要有正確的心理衛生知識，一旦發現症狀最好盡早就醫，以免耽誤病情，造成更大的傷害。

　　生「病」應該找專業的醫療團隊去治療病情，但最終還是得回到規律的生活，而生「活」要自己掌握，若有苦要勇於說出，讓朋友與家人一同分擔，也會讓自己好過一點。目光不應該只放在眼前的病，而是其他更正向與美好的事物上。好好活著，不僅是對愛你的人負責，也是對自己負責的一種方式。

罹患這些癌症，憂鬱比例最高！

萬芳醫院精神科醫師潘建志提到，難治療的癌症種類，愈可能併發憂鬱症，其中又以較惡性、發現較晚者，較易影響罹患憂鬱症的機率，如：

1. **胰臟癌**：一般來說難治療，惡化速度快且治癒比例低，加上胰臟為內分泌器官，癌變也會影響消化功能，因此患者罹患憂鬱症比率近5成。

2. **婦癌**：乳癌、子宮頸癌等。生殖哺育功能對女性而言是重要的功能，若切除乳房、子宮易打擊心理而產生失落感，也會影響生殖功能，故容易併發憂鬱症。

3. **淋巴癌、急性白血病**：屬於範圍廣、預後差的癌症，也易併發憂鬱症。

4. **口腔癌、大腸癌**：會嚴重影響外觀、飲食、排便或日常生活，也易併發憂鬱症。

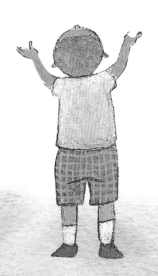

釐清憂鬱狀態，才能對症治療

　　2018年6月，紐約知名時尚品牌Kate Spade創辦人、美國時裝設計師凱特絲蓓，上吊身亡，享年55歲。同年11月在高雄，一名深受醫院重任、接受機構表揚、廣獲醫護同仁及家屬信任的醫師，因罹患憂鬱症跳樓身亡。一個月後，曾獲選湯森路透引文桂冠獎、被視為諾貝爾物理學獎熱門人選的美籍華裔物理學家張首晟教授，也因長年罹患憂鬱症，在史丹福大學跳樓自殺……

　　相信沒有人會希望在人生最高峰的時候，結束自己的生命，但它偏偏還是發生了，顯見受到憂鬱症侵襲的患者，有多無助脆弱。中國醫藥大學醫學院副院長、精神醫學教授蘇冠賓曾形容，憂鬱症是大腦的疾病，就像是癌症或心臟病，沒有人可以免疫。

　　既然無法免疫，該如何預防悲劇發生呢？三軍總醫院精神醫學部部主任葉啟斌醫師說，處理情緒問題，首重預防，最好

先釐清患者的情緒處於三階段中的哪個狀態，再對症處理，較能協助患者度過情緒難關。以下，分別就憂鬱症的三個階段說明：

第 1 階段》警訊期

如同早晨鬧鐘鈴響，剛開始面臨壓力的時候，**患者常會比過去更容易發脾氣、失眠、煩躁不安、憂鬱、躁鬱、恍神、注意力不集中、粗心大意等**；這段時期自己比較不容易發現，但可藉由旁人的反應，注意到上述的異狀，回頭尋找壓力從何而來，找到後再看是否有解決之道。

曾有一名患者，經由太太陪同求診，想要確認自己是否有躁鬱症。經由問診，患者表示，提早退休後開始創業，壓力很大，每天都很擔心業績，擔心的時候會不斷抽菸，且每天工作到很晚，又喝很多咖啡提神，常常失眠，身體不堪負荷。漸漸的，他白天開始情緒變得不穩定，看什麼都不順眼，甚至把公司的情緒帶回家，太太覺得先生變了一個人，趕快來求診。在釐清問題與調整到合理的期望後，對於人生的定位有重新的認識，壓力便慢慢紓解，重新回到正常的生活。

第 2 階段》憂鬱症急性發作期

當警訊期沒有被發現或得到適當處理，病患可能會出現過度內省，將錯誤歸因到自己身上，或是不斷在腦海中反芻同一件事情，猶豫不決，心中矛盾與衝突不斷出現，因而出現無助感、孤獨、對未來不抱希望，覺得自己很沒用，甚至質疑生命存在的價值。

有上述症狀者，此時要冷靜，千萬不要草率下離職、離婚等錯誤決定，此時腦中的內分泌及神經傳導物質已紊亂，功能無法順利執行，會嚴重影響心情與生活，每天都會覺得很疲累，提不起勁，判斷力不佳。

一名在知名公司任職25年的員工，最近老闆換第二代掌權，兩人意見不同，覺得自己不再受重用。求診時，想請醫師處理失眠問題，醫師愈問愈覺得不對，建議他進一步檢查，患者感受到醫師的誠意而道出真相，原來失意到遺囑都已寫好。接受藥物及心理等治療後，症狀慢慢緩解，但這一路如果錯過了治療機會，後果恐怕不堪設想。

當感覺走投無路，毫無辦法時，代表情緒已到關頭，如同火山將爆發，能做的有限，只有「逃命」，也就是立刻離開現場，以免壓力影響情緒，或盡早找人協助，因為已不堪負荷，

無法自己處理，須找專業人員協助。

第3階段》憂鬱症慢性發作期

上述症狀過後，有些人不斷壓抑、忍耐，將進入慢性期，患者除了心理症狀外，還會出現身體不適，譬如胃痛、頭痛、胃食道逆流等症狀。

許多資深的女性主管除了要應付公司職場的壓力，下班後還得忙家事，有時候先生或公婆不體諒，把教養的責任都加諸在媳婦身上，儘管孩子已成年，卻還要擔心孩子成家、育兒等問題，不斷隱忍的結果，就出現頭痛、胸悶等症狀，尋遍名醫不得其解，最後轉介到身心科，才發現是慢性壓力所造成。經由專業人員的引導，進行多次家族治療等療法，才獲得改善。

<u>建議處於這階段的患者要勇敢吐露壞情緒，一再壓抑反而會內傷，若旁人能諒解是最幸福的，因為此時患者真的太累、太委屈了。</u>

如何保有對生活的熱情？

俗話說，「煩惱心起，相由心生」。臺安醫院心身醫學科

暨精神科主治醫師許正典非常同意，要對生活保有適當的熱情與活力，也一定要讓自己休息。他以自身為例，每次看診都超過6小時，每個求診者的憂鬱與苦水都傾訴給他，如果沒有轉換的方法也會完蛋，所以他會把患者的苦水記錄在病歷中，寫完就忘，但病人下次來就診時，他一看詳細的病歷就會記起來。

許多人會有「預期性焦慮」，來自於希望自己達到完美的目標，許正典醫師說，<u>適當的壓力是前進的動力，也會激發更多的生產力，但過多的壓力反而會壓垮一個人，可以選擇自己做得到的目標前進，努力地慢慢嘗試</u>，當成功時，就覺得很有成就感。

臺灣人總是比誰工作時間長，有些人到了可退休的年齡，為了家計卻還在工作，實際上，根據研究，一天有效率的工作5～6小時就夠了。許正典醫師提醒，心靈也需要排毒，休息不是睡覺，而是儲存再前進的動力，如同運動累了，需要休息一樣。一般來說，一個人專注4～5小時後，專注力就會開始走下坡，建議工作時間可以切割，3小時為一段落，每專注3小時就休息一下。

如果真的累了，許正典醫師建議換個情境！許多人性化的公司，員工能夠利用工作空檔來運動、聽音樂、嘶吼咆哮，藉此紓壓。當壓力超載，無法思考時，呼籲民眾不要悶著頭硬

幹，要懂得暫停、喘息一下。

　　憂鬱情緒來襲，怎麼辦？別緊張，現在很多管道可以求助。如果情緒處於「警訊期」，適時的運動，或是有傾訴的對象，可能可以自行調整回來；如果累積太多負面情緒，處於「憂鬱症急性或慢性發作期」無法自行調整，別隱忍，趕快找專業人員求助，幫自己放鬆，或藉由抗焦慮、抗憂鬱劑等藥物幫忙，都有助於走出心靈的風暴。

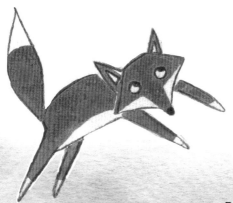

照顧憂鬱症家人
別忘顧好自己

俗話說：「人老最怕病來磨」，除了生理退化帶來的身體不適，心理的鬱悶也別輕忽。若伴侶或長輩罹患老年憂鬱症，該如何陪伴與治療？身為照顧者又要如何避免自己也陷入憂鬱的泥沼？

老年憂鬱症狀難辨
服藥、陪伴、同理缺一不可

老年憂鬱症之所以棘手是因銀髮族隨著年齡增長，身體機能、認知功能逐漸退化喪失，憂鬱情緒常被忽略；且部分疾病與治療藥物，易誘發憂鬱情緒，而憂鬱症也會加重其他疾病的嚴重度。由於長輩身體疾病與憂鬱症之間的因果複雜，更需要照護者體諒與重視。

臺北市立聯合醫院松德院區精神科主任劉興政指出，一旦長輩被確診罹患「老年憂鬱症」，藥物治療方面，最少得連續服藥2～3周，才能見到初步療效。

　　振興醫院精神部主治醫師袁瑋也提到，**很多老人常有不願服藥、自行亂配藥或隨意斷藥等問題，但憂鬱症的治療，藥物是非常重要的一環，有些憂鬱症狀必須靠藥物才能得到妥善治療**，她強調：「**該服藥還是要記得吃，沒有醫師指示前，藥千萬不能隨便停！**」

　　對於憂鬱症治療，不論是長者或是一般患者，來就診、拿藥只是第一步。由於長者的生理機能、認知能力不如年輕人，照護者除了幫忙注意有無按時服用抗憂鬱藥物，陪伴、傾聽與同理心，也非常重要。

　　劉興政主任表示，如果長輩確診為「老年憂鬱症」，建議晚輩盡可能陪同就醫，一方面給予老人必要的協助，另一方面可提供醫師患者更細節的病況發展；回家後，也可多抽空陪伴長輩聊天、出去散步，轉移老人家的憂鬱情緒，避免過度沉浸在憂鬱、焦慮的心情裡。

　　對於認知行為能力逐漸喪失的老人家來說，當面臨伴侶離世、身體病痛等衝擊時，心理的失落與壓力，遠超過你我想像。**面對願意開口傾吐鬱悶心情的長輩，晚輩無須急著給意**

見，應站在長輩的角度，傾聽他的心情；對於不願洩漏心事的老人家，則可在陪伴之餘，適度表達「感受出你心情不好」、「真的不想出門，就不勉強」這種「與你站在一起」的同理心情，較能誘導長者互動，給予正向力量。

正確關心給予存在感
鼓勵長輩自理防退化

家屬照顧憂鬱症長輩時，除了避免說教式的無效安慰，耐心陪伴、給予同理心與傾聽，以及提醒長輩規律服藥，都是幫助長輩控制病情的良方。不過，劉興政主任與袁瑋醫師還是建議，不同的家庭狀況，照護憂鬱老人的策略應有所不同，以下舉例說明如何「對症下藥」，收到良善的治療效果。

狀況 1
「老伴」有憂鬱症
配偶如何照護

身為朝夕相處的親密愛人，若遇到另一半有憂鬱情緒，伴侶除了協助患者日常起居的照護，首要提防的是避免自己也身

陷憂鬱情緒。嚴重的憂鬱症患者，當狀況不好時，會把憂鬱、失落的情緒，一股腦宣洩在照護者身上，照護者未認知憂鬱症的疾病特性，太認真看待患者的負向情緒反應，不但無助照護，反而會讓自己也跟著憂鬱。

♥ 怎麼解套 ♥

1 給予患者簡單責任

建議伴侶了解憂鬱症的疾病特性，照料生活起居的同時，可讓另一半在不構成壓力的情況下，適度自己穿衣、走路、吃飯，扛起簡單的生活自理責任。讓另一半有點事做，有助轉移憂鬱情緒，適度活動也能延緩生理功能退化。

2 找信任者提議

當家人罹患憂鬱症，身旁伴侶往往是最好，但也可能是最差的照護者。醫師從臨床觀察發現，夫妻其中一人罹患憂鬱症，也許是相處時間太長，有時另一半的勸導反而不被信任採納。建議可觀察憂鬱長者，平時最聽誰的話，最喜歡哪個親友（如：兒子、孫子），透過患者感興趣或信任的人開口，例如請孫子勸導阿公，生病了就是要吃藥，病才會好起來，患者反

而容易採納。

　　若希望憂鬱老伴多運動散心，不妨請老伴最信賴的子女假借最近變胖了，想找伴多運動減肥為理由，邀爸媽一起去河堤散步，這樣技巧性的邀請，常比口頭上勸爸媽多運動還有用。

狀況 2
子女不在身邊
憂鬱長輩怎麼顧

　　現代社會三代同堂家庭少，不少子女在外打拚事業，沒與父母同住。若父母身體狀況差，又面臨憂鬱症困擾，缺乏晚輩直接照顧與陪伴，不利於憂鬱情緒的控制。

♥ 怎麼解套 ♥

1 善用數位工具聯繫

　　未與憂鬱長輩同住的子女們，可善用電話或視訊等通訊工具，與其他兄弟姊妹「排好班表」，盡量做到每天按時問候長者近況、陪伴聊天，確保老人家的起居安全，表達「把你放心上」的關心。

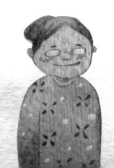

2 承諾說到做到

　　未與父母同住的子女，平時可靠通訊工具「關切」長輩的近況，但空閒之餘或假日，還是要盡量抽空「親自探望」。結束探望後，<u>應與老人家約好下次見面時間，間隔不宜太長，說好探望也最好說到做到，承諾後又食言，很傷老人家的心。</u>

 ## 照護長者要懂得隨時紓壓

家有憂鬱的長輩，家屬在陪伴、照顧之餘，也要適時呵護自己，找機會喘口氣，以免照顧不成，反倒讓自己身陷憂鬱風暴。臺北市立聯合醫院松德院區精神科主任劉興政表示，照顧憂鬱長輩，顧到自己也憂鬱到需要看醫生的個案其實不少。

劉興政主任印象最深的案例是一位80多歲的老榮民，有近10年的憂鬱症病史，由於病情控制不佳，過去有過上吊後摔下獲救的紀錄。

當這位老伯憂鬱症復發時，劉興政主任與他的兒子討論，由於老伯有自殺史，希望讓老伯住院觀察與治療，但兒子覺得還沒那麼嚴重。數週後老榮民再度上吊尋短，不幸死亡。兒子自責沒能督促爸爸服藥與積極考慮住院，難過到後來也必須看精神科治療，才能緩解憂鬱情緒。

家屬照顧患者時，應盡量保持原本的生活習慣及興趣，也可透過自己偏好的紓壓方式，如運動、美食、與朋友聊天等，適時緩解壓力。

袁瑋醫師建議，晚輩如果覺得照顧長者已讓自己身心俱疲，出現失眠、食慾不振、失落、焦慮等身心不適症狀，不需要等到超過2周，已影響到正常作息才來就醫，「早點找身心科醫師談談，有時只需要協談，點通負面想法即可，不一定需要吃抗憂鬱藥物。」

7招幫照顧者揮別負面情緒

　　民眾常誤以為心情不好就是憂鬱症，其實，憂鬱情緒不該和憂鬱症畫上等號。舉例來說，面對難以解決的問題，情緒常會一度低落，忍不住流淚，但只要和朋友談一談，慢慢地就會有些釋懷，憂鬱的狀況就會漸漸變好，這屬於正常的情緒波動。

　　憂鬱症診斷的定義須包含：持續2週的睡眠改變（幾乎天天失眠或嗜睡）、食慾的明顯改變（增加或變差）或幾乎每天覺得疲累等身體症狀。臨床上常見的身體症狀包括胸悶、心悸、腸胃不適、肌肉緊繃或酸痛、骨頭關節酸痛、頭暈、頭痛、背痛、胸痛等。若有上述不適，建議及早尋求專業協助。

　　臺灣憂鬱症的人口比率約15％，但就醫率偏低。臺安醫院心身醫學科暨精神科主治醫師許正典說，真正有憂鬱症且會就醫者只占15～20％。若長期照顧有憂鬱症的家人，自己也開始對生活中的事物提不起興趣，或是莫名其妙流眼淚時就要當

老年憂鬱不是老化
別讓藍色風暴遮蔽年邁旅程

<u>心，如果找人訴苦還未解決，可以求助專業的醫師或心理諮商師，找出真正的原因，否則一直被訴苦的人也會憂鬱。</u>如同埋在地底下的管線，已承受很大壓力，要慢慢紓壓，千萬別一直加壓，一直加壓的結果易引發大氣爆，一發不可收拾。

振興醫院精神部主治醫師袁瑋觀察，大都會的憂鬱症患者願意就醫的比例高於非都會區。許正典醫師則發現，就醫年齡層愈來愈廣泛，以往中、壯年人居多，現在少年與兒童約占2～3成，情緒鬱悶的原因包括考試、學校人際關係或是3C成癮等問題。至於65歲以上的老年人，通常需要家人的鼓勵與陪伴，才願意來看診。

在身心科和精神科診間，常會看到很多求診者之前因胸悶去看心臟科或胸腔科，睡不著去看家醫科等，拿了許多類似鎮定劑的藥物。若身體不適，檢查後確定沒有器官方面的疾病，建議直接至身心科或精神科與醫師聊聊，解開情緒或神經傳導上的癥結，對症治療。

憂鬱症者神經迴路改變
要他「想開點」有困難

有些人不覺得憂鬱症是一種病，要有憂鬱症的人「想開

點」或「換角度想」，袁瑋醫師表示，罹患憂鬱症久了以後，大腦的神經迴路改變，會變得很執著，陷在裡面，若未用藥物協助大腦調整機轉，心理治療效果有限。

袁瑋醫師解釋，素有「快樂丸」之稱的鎮定劑，剛開始會讓患者覺得很有效，服用以後患者不會想很多事情，暫時讓身體放鬆，腦袋不焦慮，但仍未解決問題，長期來說，患者心情仍未改善。

真正的抗憂鬱藥物，含有多巴胺、血清素與腎上腺素等，目前研究顯示，這類藥物將使大腦變得更活躍，調節神經傳導物質間的平衡，緩解憂鬱症狀。

至於吃藥時間長短，袁瑋醫師說因人而異，有患者生病10多年，觀念想法變得僵化，已影響到身體的免疫系統改變，常會覺得動不動就疼痛，影響人際關係，需要多花時間接受藥物和心理治療。

抗憂鬱藥物只是協助改善腦內的機轉，但不是每個憂鬱症患者都要吃藥，也不是吃藥就是要吃一輩子。最有名的例子是馬拉松跑者歐陽靖，靠著跑馬拉松釋放壓力，讓憂鬱症痊癒。由於運動會產生讓心情愉快的因子如腦內啡等，同時運動也累積成就感、自我肯定，可以協助趕走憂鬱。

景氣低迷＋災難新聞
易讓憂鬱患者更鬱卒

研究指出，憂鬱症與日照有關，在北歐就很明顯，冬天時憂鬱症人數大增，在臺灣，醫師則感覺不同。

許正典醫師發現臺灣的憂鬱症患者會受環境影響，包括溫度、濕度、光照等，季節交替時，如秋轉冬或冬轉春，情緒變化大，患者約增加2～3成；冬轉春患者容易躁鬱，躁鬱之後變成憂鬱，夏轉秋則較不明顯。

袁瑋醫師則認為，臺灣四季並未像北歐如此分明，患者的增減沒有明顯的季節性，倒是經濟環境不好或是災難新聞發生時，患者會增加。她進一步解釋，不是股市一暴跌，患者就增加，而是景氣低迷一陣子後，患者會增加；若風災、氣爆、地震等天災一起來，民眾天天接觸媒體的報導，心情會受影響，本來就有憂鬱症的患者容易誘發，此時門診量會多一成。

A型人格
憂鬱症潛在患者

A型人格有以下特徵：攬下太多責任、追求完美、較壓抑

自我、好競爭、急性子、敏感、在意別人眼光等，詳細說明如下。

1. 攬下太多責任

袁瑋醫師說，這些人常是家中老大，總覺得自己要負責，有事情要出面處理，長期下來攬了太多責任，如果事情沒做好，會覺得是自己的錯，常有負面情緒，就比較容易憂鬱。

2. 追求完美

此性格的人會要求自己的功課、事業、婚姻等所有東西都要很完美，也會進一步要求伴侶，如太太會要求先生要多體貼，幫忙顧孩子，會要求小孩功課也要達到自己的標準。若周遭人不聽「勸」，這類患者會想要掌控，但客觀來看，這已超過他能掌控的範圍，長期面對他人達不到自己的標準，就容易感到憂鬱。

袁瑋醫師進一步解釋，如果堅持用他的方法做，身邊的人無法過自己想要的生活，一直過得不快樂，情緒也會達到臨界點。

3. 敏感、在意別人眼光

敏感度較高、在意別人看法、自信心不夠的人，都是憂鬱

症的高危險群，許正典醫師說，這些人比較壓抑，當事情做不好時，就覺得「都是我不好」。他們還有另一個特徵，就是表面上看起來陽光燦爛，要撐面子，但當達不到期待時，又憂鬱萬分。

7招抗憂鬱
預防壞情緒上身！

1. 均衡生活

袁瑋醫師診間有許多媽媽，重心在家庭，當小孩長大有自己的生活後，先生還在衝事業，自己卻面臨更年期、空巢期，會不知所措，覺得很失落。建議在生活中培養別的興趣，如繪畫、創作、志工。許正典醫師也說，一定要規律作息與健康的飲食，不然生活步調亂七八糟，心情也會跟著七上八下。

2. 運動

運動能刺激腦內啡分泌，減輕焦慮。袁瑋醫師說，當人有壓力時，體內腎上腺素會飆高，影響身體健康，此時易疼痛敏感或免疫改變，長期影響記憶力，運動則可降低壓力的影響。

3. 有品質的睡眠

睡得好，心情自然跟著好，袁瑋醫師解釋，睡眠影響大腦；如同古時候戰爭，要罪犯吐真言，就是不讓他睡覺，實驗證實，睡不好，人腦的迴路會變慢，感覺會變笨和注意力不集中。

4. 懂得說「不」，不攬過多責任

假如覺得肩上的責任已超過負荷，不妨慢慢練習適時說「不」，避免背負過多壓力。患者可能一開始會感覺很不自在，自認沒做好，但只要慢慢嘗試，情況就會好轉。說「不」的方法很多，可以直接拒絕，也可以假裝沒看見，因人個性而定。

袁瑋醫師建議民眾說「不」之前，先評估自己的能力，及外在成分能改變多少？很多東西是學習來的，不要害怕跟老闆溝通或跟同事說不，還沒溝通就先擴大自己的恐懼感，會影響對事情的判斷。

若身為負責公司營運決策的企業主，其憂鬱症症狀已影響生活品質時，袁瑋醫師會建議服藥，搭配做些改變，平衡生活各面向，因為此類患者生活重心只有工作，一旦不順心就壓力大，壓力大就容易倒下，所以更需要找尋生活樂趣，讓生活更多元平衡。

5. 多吸收正面能量

　　平常要多接觸正面樂觀的人或事物，吸收正面的能量來抵消負面能量。許正典醫師說，當災難新聞多的時候，診間病人就會開始杞人憂天，要提醒自己災難新聞都是偶發事件，不需要天天提心吊膽，且擔心害怕也無濟於事。

6. 常保赤子之心

　　許正典醫師建議，凡事不要想太多，適時讓大腦放空。情緒要保持正面、樂觀、開朗，想想人生已經很苦，一定要苦中作樂，很多事情想開就不會想計較。很多事情言者無意，聽者有心，人很容易不知不覺接受負面投射，要隨時提醒自己。

7. 轉移注意力

　　會憂鬱的人容易鑽牛角尖，若能轉移注意力，就能降低對那件事情的敏感度，就不會那麼在乎。許正典醫師舉例，如果覺得老闆在挑剔自己，不妨換個角度想，被盯表示老闆重視自己。

　　現代人聲光刺激多，加上人性愛比較，煩惱也多，憂鬱、焦慮的人也增加，切記醫師建議的小撇步，向憂鬱負面的情緒說bye-bye。

PART3

退休是引發憂鬱
的危險因子

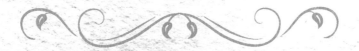

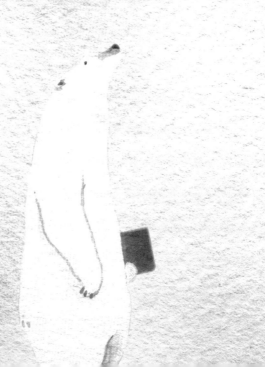

退休後生活少了重心
易失衡！

調查發現，平均每5個退休後的老人，會有1人受憂鬱情緒所苦。當少了成就感的來源，不少退休族會因頓失生活重心，而變得茫然、焦慮不安，到底該如何緩解失落的情緒，才能為下半場人生再添光彩？

小玲的爸爸去年剛從軍中退役，從少將高位退休的他，剛退休時，跟媽媽一同出國玩了半年，回來後又投入重型機車的車隊活動，瘋狂地花了半年時間騎車遊遍全臺。現在退休一年多，爸爸卻每天待在家裡「指揮」媽媽做家事，不但對媽媽折衣服的方法有意見，也開始挑剔地掃得不夠乾淨、管起孫子的學校成績，還有大家的作息跟外出活動，只差沒有設打卡機制而已。偶爾幫忙做家事，還會因做家事的方法和期望跟媽媽不同而大吵，令全家人無所適從！

從心理學的角度來看，小玲爸爸可能因退休後生活失衡，

已有輕度的老年憂鬱症。值得注意的是，小玲爸爸的情況並非特例！根據衛福部公布的老人調查報告顯示，全臺65歲以上老年人口中，約有5～7％的人經常感到心情不好、覺得孤單寂寞、悲哀與提不起勁，董氏基金會心理衛生中心以此推估，臺灣約有31萬名年長者罹患不同程度的憂鬱症。世界衛生組織更預估，2030年憂鬱症將成為疾病負擔之首。

尤其是退休族離開職場這個帶來很多成就感與光環的環境後，一時間生活失去重心，常會有不知所措、沒有生活目標、茫然、寂寞的感覺，有些人無法排解這種情緒，就會將負面能量轉嫁到身邊親密的人身上，而朝夕相處的另一半和家人，往往因此成為受害者。

英國經濟事務研究所曾發表一項流行病學的追蹤研究，顯示退休族的健康和精神狀況，雖然在短期內會因工作壓力解除而小幅提升，但中、長期後，自覺健康甚佳的可能性卻少了四成，且出現憂鬱症狀的風險也大幅增加四成。究竟，面對最熟悉卻也最陌生的「退休新鮮人」，家人該怎麼調適，才能讓全家的日子都過得更輕鬆愉快？我們邀訪專家跟過來人來分享他們的經驗。

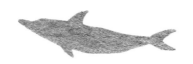

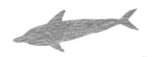

邁向老年期的過渡階段
易產生焦慮與不安

一般人退休前、後，約50～70歲這段期間，是邁向老年生活的轉換期，這時期面臨的轉變不少，常見的包括子女離家、身體病痛、退休的調適等。另外，像喪偶、父母亡故等也有可能。在過去幾十年的歲月累積下，到這個階段，各方面的經營成果發酵，讓同樣屆臨退休的人們出現截然不同的境遇。

臺北市大同社會福利服務中心主任黃婉貞說，會將老人分成健康、亞健康、失能等多種層次來照護，每種層次的人需求都不一樣。像有錢但健康的老人，心靈可能是寂寞的；而失能、生病或經濟狀況不佳的老人，面臨的情況更嚴重，有現實上跟心靈上的問題，需要多方的支援才可能改善。

面對家中的退休長輩，家人不可缺少的是耐心跟智慧，倘若長者的心態轉換得不順利，想要改善現況，更需要專業協助。

若輕度失衡，玩樂後感到空虛
應接觸新事物找重心

經濟無虞、身體健康的自然退休族群，就像本文開頭提到

的小玲爸爸一樣，面臨的是生活重心的轉換，因為新的退休生活跟以前截然不同。**很多高官、高階主管之前習慣祕書、職員打理大小事，從高位退休後，很多瑣事不會做，像是不太會用電腦、手機，不太會親自到銀行辦事情……，都給他們帶來困窘感；所以有些人寧願在家裡「指揮家人」，也不願出門面對社會。**

更多人是把退休當成一場長時間的刺激派對，一股腦地發洩以前工作的壓力，但瘋狂玩樂了一陣子之後，卻感覺空虛。中華民國生活調適愛心會志工隊長吳章安說，身邊有朋友退休後，先瘋狂地打了一年高爾夫球，但熱潮過去後回歸家庭，卻不知道如何與家人相處，不知怎麼過打高爾夫球以外的日常生活。

若退休後生活一下子「空」掉，不知道要以什麼為重心，臺大醫院精神醫學部主治醫師謝明憲建議，重要的是要有「新的事物」進入生活，多嘗試與社會接觸，才可能知道未來的方向。在他的經驗中，某類個性保守的家庭主婦可說是較難走出家門的類型，因為她們過去幾十年的生活重心都是照顧家人，甚至連「職場」經驗都沒有，加上個性較內向或封閉，長期下來就容易跟社會脫節，甚至可能累積出憂鬱情緒或憂鬱症。

其實，廣義的退休新鮮人包括從職場退休者、家庭主婦，

在這個年齡面臨的不單是生活場域轉換的問題；更像是從原本較封閉的環境，被釋放到社會開放式的大染缸，去測試、實現過去被隱藏住的部分人格。

謝明憲醫師說，「人」都有跟他人交流的內在需求，但因某些隔閡以致無法順利達成溝通目的，所以「活到老、學到老」對每個人來說，都是很理想的生活目標。身為子女，如果家中有足不出戶的長輩，可多陪伴或鼓勵他們走出家門，或嘗試新科技，例如：用手機操作通訊軟體、下載APP看新聞、玩遊戲等，這樣做不但可增加生活樂趣，還能幫助他們建立對生活的自信。

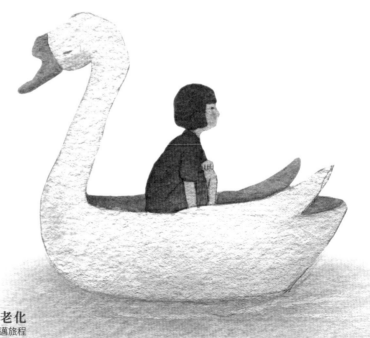

預防老年憂鬱症，你備足 5 大存款了嗎？

在人生下半場，想當一位活力老人，還是憂鬱老人？在尚未步入高齡前，就該為這擋不住的人生課題提早準備。

老年憂鬱發生的原因很多元，可能是單一原因，也可能是複雜因素交錯而成，常見有身體疾病和功能衰退，老年人易發生腦中風、關節骨骼退化、癌症、耳鳴等慢性疾病，造成身體殘障及疼痛。另外，影響情緒的荷爾蒙分泌太少，也導致負面情緒一再重複，此時若遇到伴侶、親人、好友離世，會加重憂鬱傾向。若人生存款不足，任何風吹草動都能形成隱形憂鬱症。

人生存款包含哪些？臺大醫院精神醫學部主任黃宗正說明，「人生存款有5種，1.財富、2.生理健康、3.心理健康、4.家人支持、5.社會支持，需及早準備，才有機會幫助自己度過人生低潮。」

黃宗正醫師觀察發現，臨床上有不少隱性憂鬱的案例，這些人看似活得安穩，卻受不了生活突然變動帶來壓力，例如：一位看似健康的老人，意外發現身上長了腫瘤，結果嚇壞了，心情大受影響，再也走不出低潮。另一位看似健康的獨居老人，跌倒骨折之後，無法出門社交，獨居的孤獨無助感讓其陷入嚴重憂鬱症。

社會上有不少老人曾經歷低潮，但懂得運用人生存款、社會資源，至今依然很活躍，也很自在，因此黃宗正醫師呼籲預防老化，須趁早備足5大存款，以支應未來的人生挑戰。

被迫提前退休
先找尋情緒出口

　　50幾歲就被公司要求提早退休，對很多人來說是頗大的衝擊，有些人還扛著家中經濟，面臨龐大的生活開銷，難免鬱鬱寡歡。假如父母被迫提前退休，身為子女，該如何讓爸媽重展笑顏、恢復元氣？

　　以前爸媽從早忙到晚，難得在家，最近被迫提早退休，不用上班，反而天天在家無所事事，忍不住抱怨、嘮叨……，子女察覺家裡氣氛變差了，想為父母分憂解勞，該如何啟齒？以下列舉兩種常見情況，看看專家怎麼建議。

爸爸因公司裁員提早退休
覺得沒工作，變得好沒用

　　55歲的顏先生是外商公司的技術主管，有十位部屬，半

年前因公司被併購，而被裁員、被迫退休。非自願性離開職場，心中難免鬱悶，一個多月來都把自己鎖在家裡，不願接受退休事實。這天，念大學的兒子好不容易說動他一起逛3C量販店買電腦。以前只要拿出工作卡就有折扣，這回不同，店經理雖然認識他，卻沒辦法打折，「因為認卡不認人」。回家後，顏先生難受的跟太太說：「我現在好沒用啊！丟了工作，就什麼都不是了！」

　　林口長庚醫院精神科系主任許世杰醫師指出，習慣職場氛圍的人，在沒有心理準備下，突然間必須離開熟悉的工作環境，伴隨而來的失落感會很大，常會自怨自艾，也失去對未來的規畫及憧憬，不知道如何面對接下來的人生，甚至覺得自己沒用，沒辦法給家人依靠。

子女如何回應

◆ **應先給予最大包容》**面對突如其來的壓力，一般人需要一段時間適應。許世杰醫師表示，家人應先給予最大的包容，不要給過多壓力，並試圖了解爸爸的人脈、擅長的才藝，等待壓力期過後，再試著鼓勵重燃學習的動機，讓爸爸願意走出壓力圈，接受新的改變。

◆ **心理師建議這樣說》**「爸，你不要太難受，我記得以前你很喜歡做麵包、蛋糕，好好吃呀！後來你工作愈來愈忙，都沒時間做給我們吃，現在有空，你可以再做給我們吃！說不定以後還有機會發展團購。」

當媽媽因公司不再續聘
苦惱房貸、車貸

　　56歲的王阿姨是外包協力人員，長期與一家公司合作，最近公司調整了制度，王阿姨因能力不符新制度要求，無法續約。1個月過去了，王阿姨仍對公司不續約之事忿忿不平，常抱怨：「公司太不顧情面，說不續約就不續約，不夠意思！」也苦惱經濟來源，子女看在眼裡，不知道該怎麼安慰……

　　許世杰醫師指出，中年失業對很多人來說，是人生最大的挫敗，其中，最大的壓力來自經濟不穩定，沒有固定收入，房貸、車貸、生活費、子女的學費該如何繳納？憂鬱、焦慮的情緒如影隨形，子女人格也會被父母的負面情緒所影響。

子女如何回應

◆ **應先觀察情緒的出口》** 失業代表沒工作、沒收入，同時擔憂未來何去何從？家人需要觀察不安的情緒有沒有找到出口，有些人會積極行動，尋找下一個機會；有些人卻自怨自艾、沒有目標，即使旁人給了建議，當事人也不採取行動。如果是後者，家人可能需適時介入了解原因，並協助處理。建議子女幫忙分擔家計，並鼓勵媽媽再找其他公司，讓自己有希望，若情緒低落太久，需帶往醫院診治。

◆ **心理師建議這樣說》** 「媽，那是公司制度改變的關係，不是妳的錯，妳工作認真、負責任，不怕找不到工作，我可以幫妳上網投履歷，或是看報紙找工作。我和弟弟會再多增加打工的時數，你不用操心我們的學費和生活費。」

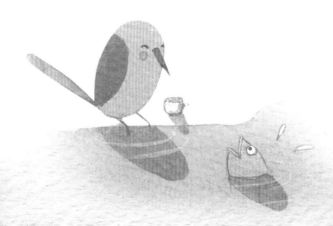

及早規劃人生下半場

　　不再為工作忙碌，有充裕的時間可以悠閒的旅遊或做自己感興趣的事，這是一般人對退休生活的想像，沒想到很多人退休後卻發現，憧憬已久的新生活跟自己原先的期待完全不同，其中不少人因生活頓失重心、整天無所事事，反而讓心情變得更加憂鬱。英國智庫經濟事務研究所曾公布研究報告，顯示剛退休時健康及精神狀況會小幅提升，但中、長期後罹患憂鬱症的風險卻增加四成，身體出狀況的風險也增加六成。

4 大退休族憂鬱纏身的原因

　　臺北榮民總醫院精神部老年精神科主任蔡佳芬醫師表示，曾有研究指出「退休」或「失業」確實是引發憂鬱的危險因子，臨床上常見不再工作的中老年人整天關在家中，對任何事都不感興趣，自己都不知道為何不開心。

林口長庚醫院精神科副教授級主治醫師李淑花表示，<u>男性大多是家中的經濟支柱，退休後角色的轉換變化比較大，衝擊也比較多。</u>女性大多跟親友維持不錯的互動關係，有比較圓融的社交網絡，因此退休生活較為適應。一般而言，造成退休族憂鬱纏身的原因如下：

1、沒有事先規劃

　　很多不適應退休生活的人，不是對退休生活「有錯誤想像」，而是「根本沒有想法」。由於欠缺規劃、沒有目標，真正面臨退休生活時，可能感到空虛，導致越來越不開心。

2、失去價值感

　　離開職場後突然多出許多時間，讓退休者不知道要做什麼，甚至感覺自己沒有存在的價值。除了職場之外，很多媽媽因小孩到外地讀書、工作或結婚，而被迫從「家庭主婦」這角色退休，讓她們感覺自己不再被需要。在理智上，她們可以理解小孩長大了，總有一天會離開，但情感上卻無法接受，因而導致嚴重的孤獨感，或適應障礙的問題，甚至達到憂鬱的狀態。

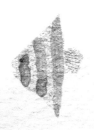

3、跟家人相處出現問題

有些人跟家人相處上本來就有些問題，以前還能藉由工作逃避，一旦完全回歸家庭，問題就會再度浮上檯面。蔡佳芬醫師表示，門診中確實常有家屬受不了長輩的情緒或脾氣，相處上摩擦不斷，因而帶他們來看診。

4、計劃被打亂

有些人原本對退休生活有所規劃，卻因突發事件導致計劃被迫改變，例如：配偶罹患癌症、小孩出意外等變故，打亂原本規劃，因而出現適應障礙。

憂鬱症
會讓身心狀況走下坡

彙整全球的研究統計發現，老年憂鬱症的盛行率約16～26％，不過，令人擔心的是，全世界的就診率皆不高。除了對憂鬱症不夠了解之外，很多老人家的觀念裡根本沒有「憂鬱症」這病名，認為沒體力、退縮、不愛出門，都是正常老化現象，不需大驚小怪。

此外，憂鬱症被污名化也是就診率低的原因之一，很多老

人家將憂鬱症及精神病搞混了，怕自己被貼上精神病的標籤。

　　憂鬱症如果沒有及早發現，李淑花醫師表示，老人家可能會因身體不適而到處看病、逛醫院，接受過多的檢查及藥物治療，對身體造成負擔。蔡佳芬醫師指出，身心會互相影響，憂鬱症會透過神經系統或抗壓系統，讓免疫力及身體狀況變差。若長輩原本有糖尿病、心臟病、高血壓或類風濕性關節炎等慢性病，可能因此病情惡化。

女性較易出現憂鬱症？
錯！熟男熟女憂鬱比例相同

　　一般人以為女性較容易出現憂鬱症，蔡佳芬醫師澄清，在青春期到更年期之間，因荷爾蒙波動較大，的確會干擾女性的情緒，不過停經後，荷爾蒙的波動恢復平穩狀況，男、女憂鬱症的危險因子是相似的，因此60歲以上的男女罹患憂鬱症的比率差不多。

　　李淑花醫師提醒，當心情陷入憂鬱時，女性可能會用改變飲食習慣，如：暴飲暴食或購物等行為來發洩。相較之下，男性較不易將情緒表達出來，反而會以危險或衝動行為來紓發，例如：飆車、藥物濫用或自殺等。從國內研究也發現，男性自

殺死亡率是女性的兩倍，但自殺男性求助精神科的比率卻只有女性的一半。

及早規劃
讓退休生活不鬱卒

退休是人生的新階段，也是重大關卡，如果能夠漂亮轉身，往後的生活會更加美好。蔡佳芬醫師建議想擁有悠閒退休生活的人，不妨從心理及實際面去著手。

心理層面》要慢慢接受自己年紀越來越大，小孩總有離開的時候，因此要將生活重心從工作及孩子身上轉移。

實際層面》存款、保險及住所等生活問題，都要提早規劃妥當。

李淑花醫師認為，降低孤獨感、培養興趣及擴展生活圈等，對退休者而言非常重要。不過，受環境及個性影響，並不是每個人都能順利擴展，建議先經營家人及親友的關係，接著再往外發展，例如：當志工或上課結交新朋友。

很多長輩退休前生活的重心都在職場上，突然間要放下身

段，跟家人及親友修補關係，其實不太容易。李淑花醫師建議，此時不妨先回溯自己曾跟哪些家人關係比較不好？是否還有需改進的地方？先找出問題，之後才知道如何修補。如果自己無法踏出第一步，不妨請親友幫忙，例如：跟兒子關係不太好，不妨藉由跟孫子互動，營造修補的氣氛，增加彼此溝通的機會。

接受老化是自然的生命歷程
才能樂齡生活

很多長輩退休後出現生活障礙，其實是因為「不服老」。蔡佳芬醫師表示，現今社會強調「凍齡」、「逆齡」，反而讓很多長輩無法接受自己已經上了年紀，造成心理上的痛苦，其實用「樂齡」比較適合。

心態保持年輕是對的，但要接受自己身體已經老化，行動力已不再像年輕時一樣。例如：接受腳力已經大不如前，但生命還是要繼續向前邁進，明瞭現在雖然不能走得很遠，但起碼能把人生路緩緩的、安穩的走完。李淑芬醫師強調，「世代學習」是很重要的，遇到不願接受老化的病患，通常會請他們回想自己父母的情況，有助於了解老化是一條正常、必經的路。

鼓勵樂齡學習
豐富退休生活

　　你的家中也有退休的爸媽嗎？很多人退休後有太多空閒時間，他們玩樂一段時間、宣洩掉工作壓力，回歸正常生活後，卻驚覺頓失生活重心，不知日子要怎麼過下去……。退休的爸媽不應只是煮飯、洗衣、顧小孩的幫手，其實，在我們身邊有許多政府提供的資源，能讓爸媽不花大錢，就能自我成長或拓展交友圈，擁有充實的每一天。

退休前的 3 大準備工作

　　中華民國生活調適愛心會志工隊長吳章安以自身經驗分享，在退休初期，可用半年到一年的時間多嘗試新事物，此時一定要「多試」，才能發現退休後的興趣與生活重心。

1 家人可先了解退休者的需求

臺大醫院精神醫學部主治醫師謝明憲建議家人藉由以下步驟，瞭解長者需求：

1. 問退休者接下來想做什麼，了解退休者是否知道怎麼找尋相關活動或課程。
2. 如果退休者不知道如何安排生活，徵詢他的意見，「我幫你安排好嗎？」
3. 如果退休者同意，優先安排和使用新科技（3C產品、手機APP軟體等）相關的課程。

2 善用免費或便宜的社會資源

中央與地方政府在各地都設有終身學習機構，這類課程有年齡限制（有的是滿55歲、有的則是滿60、65歲才能參加）。通常費用低廉（一堂課最多200～300元），有些甚至提供免費的短期學習型課程。課程內容與救國團課程類似，包括動、靜態等多元化課程，會針對老人需求，調整課程比重跟上課方式。

此外，政府也針對老人，提供休閒、扶助的據點。像提供

60歲以上民眾下棋、看報等進行休閒活動的場地,這類場地通常不收費。

相關資訊可上網搜尋以下關鍵字,或洽各縣市政府的社會局或教育局:

☞**學習型團體**→樂齡中心、長青學苑、長青大學、松年大學
☞**休閒或扶助據點**→老人服務中心、社區照顧關懷據點

樂齡中心是由「教育部」、「縣市政府教育局」主辦;長青學苑、松年大學等是由各地「縣市政府社會局」主辦,名稱也因地而易,詳情請洽各縣市教育局或社會局。此外,亦有不少民間機構自辦老人課程,不屬政府管轄。

3 技巧性鼓勵內向的退休者 擴大生活圈

臺北市大同社會福利服務中心主任黃婉貞建議,一開始可由家人陪伴退休者去看休閒場地或課程,或幫他找年齡相近、較活潑的鄰居或朋友,兩人結伴去上課,接受度會更高。經過一、兩次就會慢慢習慣,並結交新的朋友。

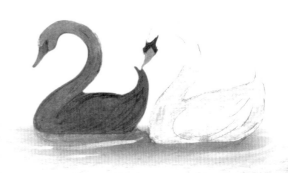

樂齡中心提供知性老化課程

臺灣從1994年就進入老化社會,不過,國人幾乎少有「規畫老年生活」的概念,所以教育部從2010年起,陸續在全國各鄉鎮成立「樂齡中心」,免費提供知性的學習課程,希望幫助民眾從55歲開始著手規畫,並實踐快樂的老年生活,總計目前全省共有超過368所樂齡中心。

前臺北市松山樂齡中心主任張仁強調,有別於各縣市社會局設立的長青學苑、老人大學,都會區或文教區的樂齡中心課程較偏向教育知識方面的學習,而這類講座可容納100位以上的學員聽講,成效顯著。

為了讓老人感覺樂齡中心就像「第二個家」,各鄉鎮紛紛推出各種富有在地特色的樂齡課程,像是桃園市蘆竹及新竹市香山樂齡中心,闢有「開心農場」供學員栽種蔬果;新竹縣竹北樂齡中心成立居家修繕診所,不但學會技藝也能助人;南投埔里發行《樂齡報》,鼓勵大家舞文弄墨或成為社區採訪記者;屏東楓港樂齡中心推動教唱古歌謠《楓港調》;臺東縣樂齡中心則教行動不便的長輩騎乘電動車;嘉義縣水上樂齡中心曲笛班全省「奏」透透,嘉義市西區則推動輪椅族華爾滋班;臺南市安平區樂齡中心則推祖孫同飆戲,還不時舉辦成果發表活動。

民眾可上網搜尋「樂齡學習」,找尋住家附近的樂齡中心,了解更多開課訊息。

PART4

治療老年憂鬱症
的方法

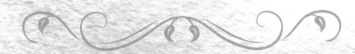

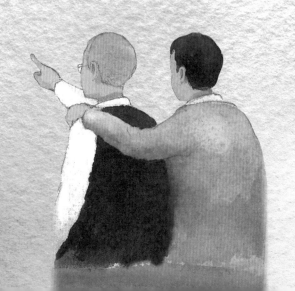

揮別憂鬱
先從「傾聽」開始

　　「傾聽」是憂鬱者亟需的心靈良方！若未藉由「傾聽」進入患者內心，再好的建議，憂鬱者都可能感覺是命令或嘮叨。憂鬱的長輩感覺到你的關心，可以穩定情緒及建立信賴感，也增加治療的順從性。

　　臺大醫院精神醫學部主任黃宗正表示，「<u>老人輕度憂鬱，除了藥物治療外，還可用傾聽、回憶方式治療，有好轉的機會；若是中、重度憂鬱，幾乎要用藥物治療，傾聽治療沒有效果。</u>」老年憂鬱一定要及早治療，只要發現老人家看什麼都不順眼、容易發脾氣、失望、入睡困難、常抱怨疼痛、疲倦、食慾不振等現象，家人就要警覺可能是憂鬱的前兆。

　　黃宗正醫師說，輕度老年憂鬱症不是很難治療的疾病，及早配合臨床醫師治療，妥善運用身心靈整合療法，家人盡早學習傾聽及勸誘技巧，就能陪伴他們度過憂鬱低潮；千萬別置之

不理，若憂鬱症進展到中、重度，就必須依賴藥物才能控制病情。

　　林口長庚醫院精神科系主任許世杰認為，傾聽治療有助於改善老年憂鬱的前提是「必須與老人進行良好的互動」，才能近距離聽到及觀察長輩為何憂鬱，否則不理采憂鬱行為或一味抱怨，不會扭轉病情。只要感覺老年憂鬱症狀和以往相較，有愈演愈烈且有無法掌控的狀況，就要有所作為，盡早帶他就醫，別讓憂鬱病情惡化。

傾聽之前
先要打開 3 心

　　傾聽是非語言的治療，是打開心扉的捷徑，但對有憂鬱情緒的老人來說，傾聽並非指單純地聆聽及回答，需結合更多面向，再根據病情起伏，設法進入患者內心，了解真正的想法，才有助改善憂鬱症狀。

　　許世杰醫師建議照顧者參加病友會，如憂鬱症病友組成的生活調適愛心會，或中風病友會、重大疾病病友會等，也可向醫師諮詢可參加哪類的社會團體；目前有關憂鬱防治的團體，有董氏基金會、臺灣憂鬱症防治協會、肯愛社會服務協會、忘

憂身心促進協會、臺灣快樂列車協會、向日葵全人關懷協會等，可參考其他病友作法，邊學習邊調整。

有些晚輩在長輩得到憂鬱症後，辭掉工作全心照顧，但常找不到方法，反而壓力上身，有的人則不懂長輩的行為舉止，家裡氣氛常劍拔弩張。黃宗正醫師表示，傾聽是一門技巧，無論家人或照顧者必須重視及學習，要先建立三大傾聽心態。

傾聽心態1》完全接納

未打開耳朵前，需先打開完全接納的心態，不預設立場，充分接納老人的一切，不要只接受「我要」的部分，其他部分出現逃避態度及行為。

傾聽心態2》不要批判

不能有先入為主的觀念、不能存有負面批判的情緒，如：腦中存著「老番顛」、「老頑固」等負面字眼，若帶著成見開始傾聽，這樣無法有效理解老年憂鬱的癥結，也無法改善情緒困擾。黃宗正醫師表示，若照顧者心中認為得憂鬱症的媽媽是老番顛，後續傾聽便出現障礙。

黃宗正醫師舉例，有些照顧者看媽媽不開心，會問：「媽媽，妳在氣什麼？」若媽媽回答：「我很氣你，更氣你太

太。」若照護者有成見，會認為媽媽是老番顛，更為抓狂。

　　黃宗正醫師建議，放下成見，較容易知道老人家擔心的事情，就算媽媽說了讓你覺得不妥的話，要學習別跟著發脾氣，而是接著問：「妳說說看，什麼事情讓妳生氣？」耐著性子聽媽媽把話說完，至少可了解她不開心的事，再做處理，就能改善憂鬱情形。

　　許世杰醫師表示，不少老人家跌倒一次後，便不敢出門，擔心再度跌倒，若家人再用批判說詞，會讓他們更害怕，不敢邁開腳步，先了解他們害怕的原因，再鼓勵他們慢慢嘗試。

傾聽心態3》表達關心，建立信賴關係

　　照顧者要提升照顧品質，必須學會傾聽的技巧。黃宗正醫師表示，傾聽不是「聽→回答」這麼簡單，包含「透過言語表達關心、藉由肢體按摩與觸摸傳遞關懷」及「建立信任」，有時不說話，只用肢體接觸，就能讓老人家感覺到家人的關懷，進而累積信賴感。

　　透過聊天傳遞關心的聲音，能幫助老人家打開閉鎖的心靈，願意跟外界接觸，可使用「開放式問話（open）」及「閉鎖式問話（close）」誘導他們，逐步表達心中想法。

■ **開放式問話：**先列出幾個大方向想解決的問題，如老人家

常睡不好，別直接建議要吃藥，可用開放式問話發問：「您
覺得為什麼睡不好？」

■ **閉鎖式問話：**再針對老人家答覆的內容，用閉鎖式問話繼
續發問，比如老人家說：「吃藥沒效，吃了還是睡不著。」
此時就針對問題說明：「您是吃哪一種藥？」、「怎麼
吃？」、「下次看醫師時，我們可以跟醫師討論。」

　　肢體觸摸也是傾聽時可搭配的行動，黃宗正醫師看診時會
依病患的症狀做肢體觸摸，最常用的是把脈，拉近醫病間的距
離，讓患者願意聽醫師怎麼說。不少病人就診時會說肚子痛，
黃醫師也會觸診檢查患者的腹部，讓他們感到安心。

　　同樣地，家人也可做肢體接觸，常幫老人家輕柔按摩身體
或穴位，只要讓他們感覺到放心、安心，取得信任，就容易說
出心中害怕、擔憂的情緒，也能紓解憂鬱的心情。

　　「透過聊天與問候」傳遞關心的聲音、「藉由肢體按摩與
觸摸」讓他們感覺被愛與支持」，是建立信任的兩大枝幹，需
持續規律地進行，才能延緩老年憂鬱症的惡化，並逐漸走出陰
霾。

謹守 3 大核心概念
讓「傾聽互動」更有效

　　傾聽的作用是取得老人信任，讓長輩開始覺得被關心、有安定感，願意將封鎖的心靈打開，不再對身體的退化或生活的不如意輕易感到挫折，而任意發脾氣、鬱悶或焦慮，但傾聽是長期策略，應用時需謹守3大核心作法，才能事半功倍。

核心做法1》持續定期做

　　「只要功夫深，鐵杵磨成繡花針」，想藉由「傾聽互動」拉近自己與長輩間的關係，必須定期規律的做，不穩定的作法易讓老人家感到不安而情緒不穩定，最好每天持續與老人家互動，用聲音及肢體的按摩觸摸，協助安定老人家的情緒。

核心做法2》心平氣和傾聽

　　傾聽時不可帶著批判、成見進行。若照顧者心情浮躁，不妨先去洗澡或運動，舒緩情緒，心平氣和時再與老人互動。若心情不佳，別勉強跟老人溝通，否則會有反效果。

核心做法3》15分鐘的傾聽互動設計

傾聽應用的時間不必多，依黃宗正醫師臨床經驗，只要每天撥15分鐘與老人進行親密傾聽，就可打開封閉的心靈，讓老人家願意聽從醫師的醫囑按時用藥、規律運動，也會主動表達需求，降低呻吟頻率。

為了讓15分鐘發揮更好的效果，照顧者可先想如何提高傾聽互動的品質，先從開場白做暖身，一方面了解老人家的現狀，同時也縮短彼此距離，再使用傾聽技巧，並適度詢問目前最大困擾為何？接著適度排解處理。以下舉例說明。

照護者開場詢問：「媽，你今天氣色看起來沒昨天好，眼睛眯眯的，好像沒睡飽，昨天晚上睡得怎麼樣？」

若老人回答：「肩膀痠痛，全身無力，不好睡。」

照護者要根據長者的說詞做適當處理，例如回說：「肩膀痠痛，全身無力？是在哪裡？也許我幫你按摩一下，會舒服一點。」接著利用按摩進行肢體的接觸，按壓長者的肩膀、背部、大腿約10分鐘，可以改善老人家身體僵硬、痠痛的狀況。按摩時可詢問：「你這幾天都睡不好嗎？一個晚上醒了幾回？」

如果老人說：「這幾天都睡睡醒醒。」

這時照護者可順著長者的說法，引導他做些調整。例如

說：「醫生有說，運動會改善疼痛及失眠。明天下班後，我帶你到運動場走半小時。」這樣也替明天的傾聽與互動做好準備。

　　黃宗正醫師重視傾聽與互動的設計，若平時未建立信賴的基礎，即便再好的建議，對病人來說都可能感覺是命令或嘮叨；而良好的傾聽與互動可增加信任感，提高老人家服藥的順從性，也願意規律運動、與家人互動，建議照顧者身體力行，每天撥15分鐘與老人家互動。

 ## 擁抱也會讓人快樂！

常聽人說「擁抱是最好的安慰」，其實一點也不假！科學家發現，人的大腦中有幾個專門掌控情緒、讓人開心的荷爾蒙，包括多巴胺（Dopamine）、血清素（Serotonin）、催產素（Oxytocin）、腦內啡（Endorphin），只要分泌其中一種激素，便可使心情愉悅。而在這當中，比較有趣的是催產素，又被稱為「愛情激素」和「擁抱激素」。

腦內啡與催產素之間存在不可否認的相互作用，當人在擁抱的時候，就會刺激大腦分泌催產素，啟動依戀、信任感；腦內啡則會提供溫暖、陶醉的感覺。所以下回安慰情緒低落的長輩時，不妨先給對方一個擁抱，比任何的言語安慰都有效喔！

長輩排斥吃藥治療憂鬱症
這樣協調更能被接受

當醫生說長輩罹患老年憂鬱症需服藥治療時，長輩可能會排斥，擔憂吃太多藥會傷身。到底罹患憂鬱症，能否不吃藥？若長輩對服藥感到排斥，又該怎麼辦？

老年憂鬱症有一個特性，常伴隨許多身體不適，如腸胃不適、失眠或睡眠品質下降、記憶變差，情緒焦慮不安、持續抱怨或抑鬱等。本身是精神科醫師的門諾基金會董事長陳永興提醒，老年憂鬱症的症狀是漸進出現的，像他的母親，起初只是腸胃不適，並出現焦慮不安、睡不好、記憶變差……，和一般老化現象相似，但後來母親一直抱怨，甚至向兒子表達「不想活下去」，他警覺不對，找老人精神科同事診斷後，確定是老年憂鬱症，治療後症狀才改善。

陳永興醫師強調，老年憂鬱症患者不常見外顯的憂鬱情緒，易被家屬誤以為是「老化」或「老番癲」而忽略，而不少

老人也排斥治療！據羅東聖母醫院統計，老人因憂鬱症就診比例約只占全體1.3％。有些老人在情緒及自尊心上，對家人把他當成「起笑」充滿憤怒，也造成長輩排斥到精神科看診，甚至害怕吃藥會傷腦，造成「變笨」的後遺症。

對此，陳永興醫師認為，精神疾病汙名化的問題，應從教育開始改變。為人子女可找幾位長輩信賴的親友。藉由輕鬆的聊天傳達正確的觀念——憂鬱症和慢性病一樣，需要醫療的協助來治療，藉此幫助長者以健康心態看待憂鬱症。

在治療方面，陳永興醫師表示，老年憂鬱症跟其它年紀憂鬱症患者的治療方式無太大差異，但作法上需要家人更細膩的陪伴與鼓勵，以免老人覺得沒人陪伴與在乎，愈老愈感到淒涼，心情更加鬱悶低落。

輕度與重度憂鬱，治療方式大不同
重度憂鬱必須用藥物治療

面對老年憂鬱症，經科學證實最多的治療方式為「藥物治療」和「心理治療」，其中又以「藥物治療最有效」，即便嚴重的憂鬱症，只要老人肯吃藥，憂鬱症狀可明顯消除。不過，比較棘手的是老人常拒絕服藥，這時可能要多管齊下，由家人

陪同運動休閒、找樂趣、交朋友等，藉此轉移憂鬱、焦慮等負面情緒，外加心理諮商，幫助老人減少排斥的心態、規律服藥而及早脫離憂鬱陰影。

高雄醫學大學附設中和醫院精神科主治醫生、高雄醫學大學醫學系教授陳正生表示，有憂鬱情緒不代表是憂鬱症。臨床被診斷出的患者，雖都統稱「憂鬱症」，但依據症狀不同，可分成「輕度」和「重度」憂鬱症。

憂鬱症的表現有很多種，如：什麼事情都不想做、萬念俱灰、覺得對不起社會大眾或家人（或覺得社會大眾、家人對不起自己）、吃不下、睡不好等。上述症狀裡，假如患者僅有少數症狀，屬於「輕度憂鬱症」；若有許多症狀，則為「重度憂鬱症」。當症狀越多、時間持續越久，表示患者的憂鬱症程度越嚴重。

陳正生醫師說明，憂鬱症治療方式依嚴重度而有差別。

- **輕度憂鬱症：**患者不一定要服藥，其治療方針依據患者狀態及主治醫師的診斷做決定。
- **重度憂鬱症：**可分「急性期」與「維持期」，無論急性期或維持期，只要重度憂鬱症患者，就必須用藥物治療。不同的是，「急性期」併用藥物與心理治療效果較佳。等症狀緩

解，進入「維持期」後，建議持續藥物治療一段時間，維持
憂鬱症狀不復發。

憂鬱程度	治療方式	用藥目的
輕度憂鬱症	不一定要服藥，可用心理治療、運動治療來改善。	
重度憂鬱症急性期	藥物＋心理治療	穩定患者情緒，讓整體狀況回到可控制範圍，避免患者自我傷害或傷害他人。
重度憂鬱症維持期	持續一段時間的藥物治療	透過持續性的療程，避免患者憂鬱症狀復發。

若長輩服用治療慢性病藥物
應主動告知精神科醫師

　　藥物治療是緩解憂鬱症很重要的一環，陳正生醫師表示，
臨床常見的抗憂鬱劑為「口服錠狀」或「膠囊狀」劑型。有些
藥物也研發出滴劑，但臨床較少使用，目前也還未研發出針劑
型抗憂鬱藥物。

目前使用的抗憂鬱藥物，藥理機轉大多是調節大腦單胺類**神經傳導物質，包括血清素、正腎上腺素與多巴胺等，藥物可以調升這些單胺類功能不足的情形，改善憂鬱症狀。**可依作用機轉不同分成6大類：

1. 三環抗鬱劑（TCA）
2. 單胺氧化酶抑制（MAOI）
3. 選擇性血清回收抑制劑（SSRI）
4. 正腎上腺素與血清回收抑制劑（SNRI）
5. 多巴胺與正腎上腺素回收抑制劑（NDRI）
6. 其他（如：血清素調節劑、正腎上腺素和血清素調節劑 NSM……）

　　近年來新發展的藥物是調解大腦褪黑激素的功能，藉由改善生理節律，治療憂鬱症。陳正生醫師表示，上述每一種作用機轉，都被做成好幾種不同名稱的藥物，主要的治療藥物也囊括其中。目前並無針對青（少）年或老年憂鬱症使用不同藥物，不過，用藥時會考量個人身體狀況，為減少藥物副作用，而在給藥上做調整。

　　陳永興醫師指出，人體老化後，易罹患慢性病，如：高血壓、心臟病、糖尿病，甚至失智症，也許已服用很多種藥物，

為避免藥物交互作用，加上身體功能逐漸退化，對於藥物副作用也較敏感，通常會從低劑量開始給藥，沒問題後再調高劑量。

假如患者肝腎功能不佳，服藥更需注意。<u>家人陪同就醫時，應事先向主治醫師說明目前有哪些慢性病、正服用哪些藥物，盡量避免藥物間交互影響而產生副作用，讓老人家抗拒服藥。</u>

若服藥後感到不適
請醫師換藥，就能避免副作用

民眾常擔心吃藥會有副作用，陳正生醫師表示，每一種藥物或多或少都有副作用，重要的是患者「看待藥物副作用」的心態是否正確。<u>許多人誤以為副作用是吃了某些藥百分之百會產生，事實上，藥物副作用只發生在少部分個案身上，多數人吃藥不會有副作用。</u>

陳正生醫師舉例，假設10位患者服用相同藥物，其中8位沒事，但2位出現腸胃不適、胃口不佳，該藥仍會提醒副作用是「可能導致腸胃不適」。事實上，光知道藥物的副作用，無法得知副作用出現的機率。

一項藥物的副作用可能很多，主治醫師可利用其他線索來推估患者較有可能發生哪些副作用，例如：某一種抗憂鬱藥物具有腸胃方面的副作用，而患者本身腸胃功能較弱或有相關病史，服用該藥時，腸胃不適的機率就較高。若事先告知醫師，換用別種藥，就能避免腸胃方面的副作用。

　　若之前未有腸胃問題，服藥後出現副作用，仍要回診，請醫師依病患服用後的狀況調整藥物。

　　陳永興醫師說，近年抗憂鬱藥物不斷改進，藥物副作用已大幅降低，最常出現的副作用是便祕，要改善此情況不難，患者不必過於擔心，更無需諱疾忌醫。

　　若患者服藥後感到不適，陳正生醫師表示，只要記下症狀，向主治醫師反應，請醫師改換其他治療效果相同的藥物，就能避免副作用。陳永興醫師也建議，病人服藥後若覺得不舒服或無精打采，家屬可鼓勵病人說：「我們去找醫師商量，看怎麼換藥或減少藥量，減輕不舒服……」。

　　陳正生醫師也表示，若患者想知道藥物有哪些副作用，目前網路資訊十分公開，只要上網搜尋該藥名就能找到，不然也能跟醫師討論、詢問。

治療憂鬱症的藥物，要吃多久？

「目前治療憂鬱症的藥已簡化許多，一天吃一次就夠，不複雜。」精神科醫師陳永興說：「憂鬱症藥物很少要吃一輩子，通常用藥2～3週，症狀就會改善，但症狀改善不代表可以停藥，通常醫師建議持續用藥約3個月，若病人症狀完全改善，醫師會慢慢減輕劑量，再經1、2個月調整和觀察，病情好轉才停藥，所以完整的服藥治療過程需要4～6個月。太早停藥容易症狀復發，若病人的憂鬱症狀常復發，醫師會建議長期服藥。」

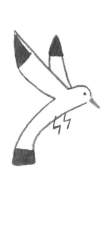

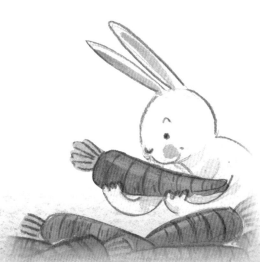

遇到照護衝突
換個說法，溝通效果大不同

　　「媽媽越老越愛碎念，動不動就嫌東嫌西」、「爸爸血壓居高不下，要帶他出門看醫生，他一直不肯！」隨著家中長輩年紀漸長，不少子女受限於相處時間不足，導致溝通出現摩擦。若爸媽衰老後衍生生理退化、心理憂鬱等問題，精神科醫師提醒，與憂鬱老人溝通，必須具有耐心、同理心與關心的「3心」特質，再加上一些正向對話技巧，才能打破老人「歹逗陣」的迷思，進一步營造和諧互動氣氛。

專家解析衝突情境
教你如何與憂鬱長輩應對

　　雖然臺灣已進入高齡化社會，但銀髮族的心理衛生問題，重要性始終不如三高、癌症等老人常見疾病；臺中榮民總醫院嘉義

分院副院長黃敏偉更指出，老年憂鬱症常與失智症等疾病混淆，不易在第一時間被診斷發現，無形中增加許多家庭與社會負擔。

臺北榮民總醫院精神部老年精神科主任蔡佳芬提醒，<u>老化是一種漸進式失去的過程，不論你我，當身心因老化逐漸喪失自我控制能力，這種感覺任誰都不好受。面對老化帶來的失落，不少個性敏感、自尊心較高的老人家，會出現較多情緒問題。子女應多感受、體諒父母乍聽尖銳、情緒化字眼背後的心情，多點包容與正向回應，才能化解衝突，為父母營造和樂的老年生活。</u>

面對不同的老年憂鬱個案應調整應對方法，以下是常見的衝突情境，請醫師建議如何更輕鬆的與爸媽溝通。

衝突情境1
好說歹說，媽媽就是不願出門

出社會多年，怡秀一直想帶從未出國的媽媽到國外走走，但媽媽髖骨骨折開刀後，雖已康復，但擔心再摔倒骨折，不要說出國了，連到住家附近公園走走，她都不願意。看著媽媽日漸變成白髮蒼蒼的宅女，讓想盡孝心的怡秀傷透腦筋，幾次溝通無效，還爆發了口角爭執。

　　面對回應與自己相左的長者,黃敏偉醫師提醒,老人家雖然各方面功能都退化,但<u>身為晚輩,最忌諱用命令、激將的口吻「建議」長輩執行你希望的事。</u>蔡佳芬醫師建議,遇到這類僵局,可試著找長輩最信任、最疼愛的人,以邀約或自嘲幽默的口吻,站在長輩角度,向其提出建議,且不要因一次拒絕就氣餒。透過一次次邀約,找出長輩不願出門的真正原因;並善用節日,多給幾個外出走走的理由,都有助於引導長輩出門。

NG說法

★ **命令口吻**▶反正旅費我出,你給我出去玩就對了!

★ **數落口吻**▶不想去玩就算了,之後不要怪我沒帶你出國!

OK說法

★ **自嘲策略**▶前陣子跟同事聊天,同事講到日本人氣人偶熊本熊,我還以為真有那種熊,鬧了笑話好糗哦!熊本熊是日本福岡的吉祥物,我們沒去過日本福岡,搭飛機也不會很遠,我們一起去看看?

★ **信任邀約策略**▶找孫子、孫女或長輩信任的人,「邀請」長輩一起出去走走。例如:現在日幣貶值,出去玩很划算,

少一個人旅行團開不成，你跟我們一起去啦！

★ **多元選擇策略**▶出國如果太遠，不然我們在臺灣玩？看是要去高雄吃美食，還是要去花東看自然景觀？

衝突情境 2
爸爸排斥看病，病情越拖越嚴重

志維的爸爸有高血壓，常胸悶、頭暈，寧可躺在床上休息，就是不願意去看醫生。志維不解爸爸為何明明不舒服，卻整天窩在家，每次叮嚀爸爸不舒服要去醫院檢查，爸爸總是一臉絕望又生氣的說：「反正我老了，沒用了，看病只是浪費錢……」。

破解關鍵

黃敏偉醫師觀察，長輩們不愛看病，多數原因與害怕的鴕鳥心態、擔心拖累晚輩的罪惡感，以及就醫環境不友善，覺得看病很麻煩等因素有關。對於寧可硬撐，也不願「有病治病」的長輩，釐清不想看病的原因，是解決問題的關鍵。

蔡佳芬醫師也提醒，長輩畢竟是長輩，為人子女者，應對長者多一點耐心與包容，不要因為老人家一次拒絕就氣餒，或

是「見笑轉生氣」，以免問題沒解決，反而兩敗俱傷。

NG說法

★ **強勢口吻**▶生病就是要看醫生，明天我帶你去。

★ **激將口吻**▶是你說不去看病的，以後不要喊不舒服！

OK說法

★ **他人經驗策略**▶我朋友才30歲就得到高血壓，聽說有胸悶、頭暈這些症狀，爸爸你也有嗎？要不要這周找個時間，我陪你去看醫生？

★ **自當誘餌策略**▶我最近健檢被檢查出高血壓，爸爸你陪我去看醫生，好嗎？我們兩個一起去比較有伴，你也可順便問醫師，有什麼方法能改善胸悶、頭暈？

★ **降低恐懼策略**▶最近新聞說，現在治療高血壓藥物很好，吃了沒什麼副作用，也不會讓病情惡化到爆血管。爸爸，我們要不要一起去做一下檢查，搞不好簡單吃個藥，就能控制了。

衝突情境3
看什麼都不順眼，爺爺就愛嫌東嫌西

大碩的爺爺過去是參與戰爭的士官長，硬脾很拗，對生活瑣事一律高標準看待。追求完美的性格，讓爺爺說話總愛嫌東嫌西，最愛挑剔大碩的服裝儀容，酸言酸語讓同住的大碩，常不知道該如何跟爺爺溝通。

破解關鍵

　　老人家愛碎念、嫌東嫌西，常讓很多晚輩受不了。黃敏偉醫師表示，長輩看什麼都不順眼，除了與本身性格、後天生活環境，或世代間的「代溝」有關之外；<u>部分愛嫌東嫌西的長輩，其實是沒有安全感、渴望被關心，才容易以嫌棄、抱怨的口吻，吸引晚輩關注。</u>

　　蔡佳芬醫師建議，對於這類長者，必須付出多一點耐心與同理心，可找出屬於長輩正面的價值，使其得以發揮，如此有助化解衝突，也能讓長輩情緒得到抒發。

NG說法

★ **質疑口吻**▶穿衣服自在最重要，現在不流行以前那種穿衣服的方法了！

★ **不耐煩口吻**▶都什麼年代了，還在講抗戰故事。

★ **認錯口吻**▶我的服裝儀容跟爺爺比，真的不夠整齊，我會好好檢討。

★ **虛心受教**▶爺爺以前當士官長，服裝儀容都是怎麼快速打理整齊的呢？快點教我！

★ **轉移焦點**▶謝謝爺爺指導，我等下會把衣服穿好，我快遲到了，先出門了，晚上再幫你帶消夜回來喔！

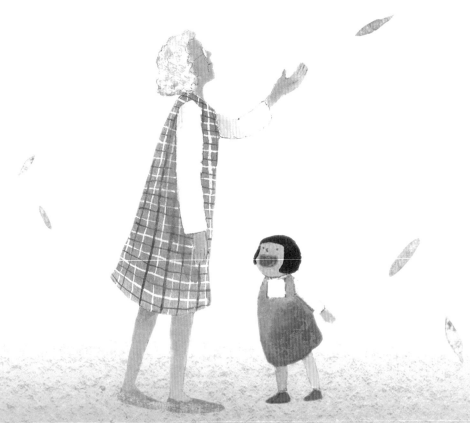

治療結合喜好
告別老後憂鬱

　　家有憂鬱的長輩，除了用藥治療與傾聽陪伴，若將憂鬱症治療結合老人的興趣，長輩更易接受、療效更好！帶你看醫師如何協助百歲奶奶重拾興趣，扭轉憂鬱。

　　「憂鬱症不只是年輕人的專利，100歲的老奶奶也會憂鬱！」臺北榮民總醫院精神部老年精神科主任蔡佳芬曾收治過一名約100歲的老奶奶，她因為「心情不好」，被家人帶來看診。

　　蔡佳芬醫師回憶，這位奶奶雖然坐著輪椅，整體氣質非常優雅，人看起來卻十分孤寂落寞。初期醫師以抗憂鬱藥物給予治療，雖然用藥後症狀慢慢改善，但仍顯得悶悶不樂。

　　回診時，蔡佳芬醫師向親屬詢問老太太平時生活的狀況，這才發現，老奶奶堅持與兒子同住，但兒子常出國不在家；加上老伴、朋友相繼離世，「老奶奶的生活圈小到幾乎只剩自

己，兒子又不常在身邊，長期生活中沒有一個可以說話的對象，失落與憂鬱，可以想像」，她說。

家人甚至不經意的透露，「奶奶每個月唯一一次出門，就是來看診」，把醫師嚇了一大跳，立刻增加治療對策。

憂鬱治療配合生活嗜好
提高患者接受度

蔡佳芬醫師指出，不同於一般憂鬱症患者治療，老人家生理及認知功能持續退化，治療老年憂鬱症，勢必要把「身心因素」都列入考量。治療上，生理上的吃藥只是第一步；心理上的專業諮商與親友平時的聊天、支持，以及社交生活的重新建立，都是扭轉憂鬱傾向不可或缺的重點。

後來除了給予藥物治療，蔡佳芬醫師還多次與老奶奶的女兒溝通討論，找出了奶奶陷入憂鬱情緒之前，最喜歡的休閒嗜好就是打點小牌。於是，陸續替老奶奶找了門診的職能治療，以及外面適合銀髮族的職能治療機構，將老奶奶喜歡打牌的嗜好，巧妙安排在治療內容中。現在，老奶奶把每周1至2次的職能治療，當作快樂的休閒活動，「多出去走走，多接觸人群，心情自然愉悅」，蔡佳芬醫師說。

治療百歲奶奶憂鬱症的關鍵

家人帶憂鬱的百歲奶奶就醫，醫師先給予藥物治療。

↓

醫師診斷發現，奶奶憂鬱的原因是老伴、朋友相繼離世，兒子又常出國不在家，奶奶的生活圈限縮，長期生活中沒有一個可以說話的對象，因而失落與憂鬱。

↓

醫師詢問家屬，找出奶奶陷入憂鬱情緒前，最喜歡的休閒嗜好是打麻將。

↓

除了持續藥物治療，醫師替奶奶安排職能治療，將她喜歡打牌的嗜好，巧妙安排在治療中。

↓

每周1至2次的職能治療，讓奶奶有機會出門活動，多接觸人群，慢慢找回生活的動力。

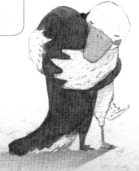

每天運動20分鐘
是最好的憂鬱解藥

　　研究及臨床觀察發現，運動能改善憂鬱情緒、讓心情愉悅。而防治憂鬱症，除了透過用藥、心理諮商，以及社交力量的幫助，運動其實是最好的抗憂鬱方法。只是憂鬱症患者和沒時間運動的人，選擇什麼運動最適合？又要如何開始做運動？

憂鬱症每個人都可能得到
透過運動預防及改善憂鬱很有效

　　多項研究都顯示，運動不僅讓人更健康，還能讓心情變得更愉悅。持續性的運動可刺激大腦分泌腦內啡（endorphin），這是一種類似嗎啡、俗稱「快樂荷爾蒙」的激素，可以讓人產生幸福感，達到心情放鬆、愉快、止痛的效果，且只要進行中強度運動達20分鐘以上，儲存在肌肉內的肝醣被用盡後，大腦

就會釋放大量讓心情變得愉悅的腦內啡。

　　美國德克薩斯大學西南醫學研究中心精神醫學部曾做過一項大規模研究，發現憂鬱症患者除了服用抗憂鬱藥物外，若再搭配運動，可提升30%的藥物療效。也有研究指出，約40%的憂鬱症患者，可透過運動改善憂鬱。

健走及溫和伸展運動
是改善老年憂鬱最容易的方法

　　除了研究發現養成定期運動的好習慣，可預防、甚至改善憂鬱症，長期和病人相處的精神科醫師，也實際見證了運動的好處。臺大醫院精神醫學部主任黃宗正發現，運動是治療老年憂鬱症的至寶，而且最容易進行，只要憂鬱的老人規律做運動，憂鬱症狀就會趨緩。他覺得最適合的運動是「持續健走」，運動傷害少，簡單易落實。

　　假如體力許可，也可改為快走，這種有氧運動能轉移紓解憂鬱、焦慮等情緒，同時增進心肺功能及注意力，讓身心功能都明顯改善。假如一開始，憂鬱老人不想出門運動，黃宗正醫師建議家人輪流陪伴，每周抽空陪伴老人家一起做運動。有些家人白天上班沒空陪伴，也可利用黃昏、晚餐後或假日，輪流

陪伴憂鬱者外出走走。

臺北榮民總醫院精神部老年精神科主任蔡佳芬提醒，熟齡族的認知行為能力、心肺功能與活動力比成人弱，不適合跑跳等劇烈運動，**除了走路，最好選擇伸展型、練氣型的和緩運動，例如：可緩慢伸展的體操，或可調心練氣、延展肢體的太極拳等，都能改善心情、增進體能、增加人際互動。**

若長者肢體柔軟度夠，蔡佳芬醫師建議，可在專業教練看顧下，做做瑜伽運動；或是快樂時引吭高歌幾首，甚至開懷大笑等，不但能抒發情緒，也能訓練吞嚥功能。

除了散步健走及溫和伸展運動，騎自行車及游泳也是不錯的運動，但條件較多，比如需要較好的平衡感、要有游泳的環境等，建議可依各人喜好及便利性來做選擇。

雖然研究說，要進行中強度運動達20分鐘以上，大腦才會釋放大量讓心情變得愉悅的腦內啡，但不必強迫憂鬱的老人家一次得進行20分鐘的中強度運動。屏東科技大學休閒運動健康系教授徐錦興表示，**如果無法一口氣做完20分鐘的運動，不妨將運動平均分散在日常生活中，以每次10分鐘為一個單位，累積每周150分鐘的運動**，並依據生活來調整運動時間。

例如，平時不要一直坐在沙發上看電視或滑平板追劇，若一天坐著的時間超過12小時，容易造成腹部、臀部囤積脂肪。

建議將坐式生活改成動態生活，早上或黃昏時到附近公園走走，或到市場採買。外出時可提前1、2站下公車，走一小段路，或用走樓梯取代搭電梯。

「要活，就要能動就動！」身為精神科醫師的臺中榮民總醫院嘉義分院副院長黃敏偉也提醒，行動力尚可的長輩，除了做上述運動，也可試著別靠晚輩代勞，在能力範圍內做些簡單家務，除了可訓練四肢、大腦認知功能的靈活度；也能試著找到生活重心，遠離「老年憂鬱」的威脅。

何謂中強度運動？

運動強度指的是運動時，人體負荷量的大小，一般來說，如果持續運動10分鐘以上，開始喘、但還能順暢地與他人對話，可歸類在「中強度運動」；如果喘到上氣不接下氣，無法邊活動、邊跟人輕鬆說話，就是「強度運動」。

屏東科技大學休閒運動健康系教授徐錦興補充，「看是否能吹口哨」也能分辨運動強度，當運動時能吹得出聲音，表示是中強度運動；反之，強度運動是無法吹出聲音。只要找到適合自己的運動強度及運動方式，並持之以恆的運動，都對身心健康有益。

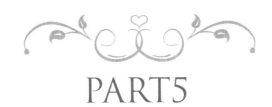

PART5

同理失落
協助長輩走出傷痛

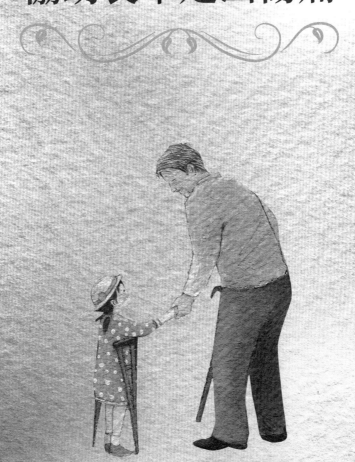

家人久病陷低潮
釐清焦慮再出發

　　不少子女常會覺得步入老年的爸媽改變了！原本強健的體魄常被疾病入侵，跑醫院成為家常便飯，看著爸媽因為久病變得鬱鬱寡歡，該怎麼陪伴他們戰勝病魔？

　　久病者不想拖累家人，而自殺輕生的事件時有所聞，長期受病痛折磨的人，嘗試許多治療後，病情依舊起起伏伏，真的很痛苦，不只要忍受身體上的苦楚，還要承受心理上的折磨，易讓人感到挫折沮喪、萬念俱灰，有些情緒低落的病人，會萌生「乾脆死了算了的念頭」。當家中長輩因生病而自暴自棄，如何協助他們遠離憂鬱漩渦？

媽媽血脂血糖控制不佳
病急亂投醫、胡亂服藥

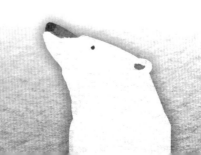

老年憂鬱不是老化
別讓藍色風暴遮蔽年邁旅程

半年前，62歲的唐媽媽覺得身體不舒服，醫師建議抽血檢查，發現低密度膽固醇、空腹血糖都超標，一定要吃藥控制。藥吃了半年，回診了兩次，血糖、血壓還是超標，她整個人變得好沮喪。有一次唐媽媽沒吃飯，直接吃藥，女兒問：「沒吃飯，怎麼直接吃藥！」沒想到唐媽媽竟回答：「我想換飯前吃藥，藥效可能吸收得比較快，我不想這麼快死！」女兒一聽，不知如何回應……

臺大醫院精神醫學部臨床心理室主任王秀枝指出，當健康亮起紅燈，病人會擔心是正常的，但最怕過度擔心，害怕病不會好，要吃一輩子藥，或是藥吃了一陣子，身體沒起色，就認為病情惡化，沒救了。

子女如何回應

◆ **應先調整情緒》** 面對父母親健康走下坡時，王秀枝臨床心理師建議子女，在做什麼或說什麼之前，先調整情緒，檢視自己的想法是否過度擔憂，以免加重長輩的憂鬱情緒。

◆ **建議這樣說》** 子女可先站在唐媽媽的立場，用聊天方式詢問媽媽憂心的原因，例如：「年紀大多少都會生病，你很擔

心喔，你擔心什麼呢？擔心病不會好嗎？還是怕藥吃太多，變成藥罐子？」如果媽媽擔心變成藥罐子，可先同理她的說法說：「藥好像很多顆喔！我們算一算，目前有10幾顆。下星期就要回診，你先依照醫師指示吃藥，回診時我們再和醫師討論，看能不能減藥，只要數值控制得好，醫師會調整藥量！」

爸爸中風失去行動力
變得沮喪、易怒

　　宜婷的爸爸中風了，最初只能躺在床上吃東西，復健8個月後，可自行下床，靠輔助器慢慢行走，但他仍覺得自己是廢人，不想拖累家人，情緒起伏大，易怒、沮喪。某天假日，宜婷和媽媽外出買菜歸來後，竟發現爸爸在大哭，家人不斷安撫，爸爸卻依舊激動，全家人頓時陷入焦慮。

　　林口長庚醫院精神科系主任許世杰醫師表示，中風是重大疾病，因身體會有癱瘓、麻痺狀況，失去行動力，可能失去吃飯、如廁、洗澡等能力，需要旁人協助，由於中風前後身體健康變化大，病人情緒會跟著起伏不安。

子女如何回應

◆ **家庭成員應先協調》** 面對父母親失去行動能力，無法自我照顧時，子女要在工作與家庭間取得平衡，非常辛苦，也易出現負面情緒。許世杰醫師表示，家庭成員需要調適心情，且要定期開會協調，結合每個人的力量、政府及社會提供的資源，給予妥善照顧。可看情緒失控的父母平時最聽誰的話，就讓這位家人出面陪伴、安撫，動用家人情感的力量，陪他度過低潮。

◆ **建議這樣說》** 「爸，我知道你心裡難受，就哭吧！」若病人淚流不止，要立刻同理他的難受，也給予鼓勵：「你哭是復健做得太累了嗎？你還記得嗎？大學時我車禍導致手脫臼，也是邊復健邊哭，你還笑我！你現在進步得很快，一開始你只能躺在床上，現在已能下床走路，復健真的很有用。過不久，你可以走得更穩，不用擔心，我和媽會陪你一起復健！」

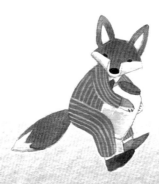

阿姨失聰又獨居
常令人擔心

　　卓阿姨因為忙碌，已經8、9個月沒跟在新竹獨居的大姊通電話，今天打了多通電話，都沒人接聽，很擔心出事。第二天一早，搭了客運趕到姊姊家，敲了半天門，大姊終於開門了，卓阿姨劈頭就問：「妳怎麼不接電話？」姊姊沒有太大反應，此時卓阿姨才發現大姊聽不太到，人也變得笨拙，答非所問。卓阿姨很擔心大姊的身心狀況。

　　王秀枝臨床心理師表示，隨著社會環境變遷，父母與成年子女分隔兩地的情況很普遍，另外家庭因素使然，獨居老人的數目也愈來愈多，家人必須要定期探視獨居老人的身心狀況。如果獨居長輩健康持續走下坡，就必須動用鄰里及社會資源一起協助照護，避免拖延至憾事發生。

親友如何幫忙

◆ **善用鄰里及社會資源協助》**家人可主動拜訪鄰居，請它們就近注意，若有特殊狀況，可及時聯絡自己。此外，可向當地縣市政府社會局申請，派人定期進行訪視，以便讓獨居老

人獲得良好照顧。

◆ **建議這樣做》** 王秀枝臨床心理師曾遇過一個雙耳重聽的獨
居老人，因為還有視力，於是安裝傳真機和親友互通有無，
有事情會用傳真方式表達。現在智慧型手機普遍，也可利用
傳Line等通訊軟體，讓訊息不漏接。這位長輩也將電鈴換成
燈光顯示，有人按門鈴時，室內會有取代鈴聲的燈光閃爍，
讓長輩知道有人來訪。

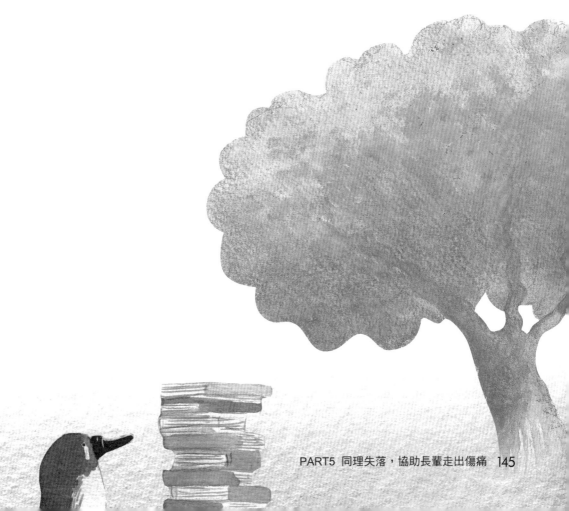

親友罹癌而沮喪
先安撫情緒，再處理問題

「媽，你就是壓力太大、飲食不正常才會得憂鬱症！」、「○○得過這個病，他就是○○ＸＸ，你也這樣做，就會好了！」、「我知道你的感受，但是⋯⋯」、「哎呀！不要再想，你就是太敏感、想太多，才會這樣！」⋯⋯。

以上這些超級常見的「安慰詞」，相信很多人都不陌生；殊不知，可能就是這唐突的一、兩句話，讓彼此的關係出現鴻溝，從此心理上的距離越隔越遠，甚至分道揚鑣！以下，專家傳授幾個最關鍵的「安慰與同理」技巧，不妨試試。

先同理感受
是安慰病人最重要的準則

很多人常誤解同理的意思！臺大醫院臨床心理中心臨床心

理師李妍緹分析，「同理」是站在對方的角度，試圖進入對方的角色裡，體驗、理解他的狀態；但不是在這樣的基礎上，把自己的建議強加給對方，試著要對方依照自己的期待去做，這也是旁人最容易犯的毛病。

NG安慰法	建議採用的同理溝通法
1. 比起別人，你的狀況已經很好了！ 2. 至少不是╳╳病…… 3. 不會啊！你的氣色很好。 4. 你要振作，要開心一點！ 5. 真是看不出來，以前你那麼健康……。 6. 不敢相信你遇到這種事！ 7. 你只要多運動、吃營養一點就會好了，你就是壓力太大了！	1. 你想談談嗎？ 2. 現在感覺如何？（鼓勵病患說出感受） 3. 聽到這樣，我覺得很遺憾（或難過）。 4. 我不知道該說些什麼，但我真的很關心你。 5. 有話不要悶在心裡，可以說出來，我（們）會在身邊陪著你。 6. 我看著你走過之前各種困境，目前這階段很辛苦，但我曉得你可以安然度過。 7. 有什麼我能幫上忙的地方嗎？需要我幫忙或陪伴，儘管告訴我。

如果沒有先同理對方的情緒，就提出自己的經驗及看法，在情緒上就無法銜接並進入病人的心理世界；所以，即使是基於「善意」而提供的建議，也無法被病患理解成善意的支持，反而有點像在聽「風涼話」。

　　因此，李妍緹臨床心理師提醒讀者，要「先處理情緒，再處理問題」，太心急只會拉開彼此的距離。若病人感覺很無助，但旁人只希望他趕快接受現實，快點積極治療，這種態度反而會讓病患感覺更孤單、心情更沉重，甚至拒絕溝通。

　　臺北醫學大學附設醫院精神科專任主治醫師黃宇銳分析，旁人最常說「你不要想太多」、「你的不舒服我懂」這類話，其實怎麼可能不多想？而且旁人怎麼可能完全了解自己的不舒服呢？所以，<u>建議旁人採取這樣的態度——「即便目前我對你的感受可能只有十分之一或百分之一的理解，但是我願意努力去理解。」</u>

　　<u>這種坦承自己無法完全懂，卻願意努力陪伴的態度，會展現出一種類似「並肩作戰」的姿態，會讓病人感覺到被支持。</u>建議先拿出這種真誠的態度，再透過「有品質的傾聽、同理」來表達關心。

　　所謂「欲速則不達」，親友本身也要有心理準備，別因「太心急」而壞事！黃宇銳醫師建議陪伴者，應先練習靜下來

「整理心情」，不要急著「處理問題」。

　　雖然我們的生活經驗往往是「解決了問題，壓力源就會消失」，但是心理層面卻非如此。黃宇銳醫師分析，<u>情緒需要被「理解」，才可能被「消化」</u>；如果省略了「理解」、「同理」這些步驟，就去處理問題，看似解決了問題，但負面情緒並未獲得妥善的釋放與處理，依然存在！<u>情緒若沒有被消化，就會被壓抑，可能在「潛意識」這個倉庫裡亂竄，或許表面上看起來壓力源已經消除，但被壓抑的情緒可能在生活的其他層面冒出頭來，引發其他問題。</u>因此，「同理」這個環節很重要，親友應該努力給病患一個支持的環境。

情緒反覆很正常
同理的「態度」比語言更重要

　　假如長輩久病不癒，身體上長期不適又無力改善，情緒很容易低落，甚至產生憂鬱症，身為親友該如何做？李妍緹臨床心理師強調，在陪伴生病親友的過程中，可先理解病患在疾病調適的歷程中，情緒可能會經歷哪些階段。

　　國際聞名的精神科醫師Elisabeth Kubler-Ross研究生死與臨終關懷多年，曾在著作中描述了人在面對哀傷與災難過程

時，可能經歷的五個階段，分別為1.否認（Denial）、2.憤怒（Anger）、3.討價還價（Bargaining）、4.沮喪（Depression）及5.接受（Acceptance）。臨床上，病患往往不會規律地在一個階段結束後才進到下一個階段，也有人只經歷某幾個階段，或在某些階段中擺盪。

此外，每個病患所感受到的情緒，也可能更為複雜細膩，需要旁人更多的理解、體恤及接納。若陪伴者能夠初步認識這些階段，並理解這些現象是常見的，就可以對病患在疾病適應過程中的常見情緒有所準備，而以更同理的心態來因應。以下以罹癌患者為例，說明從確診到接納，常有的五個情緒階段分別是：

1. 震驚、否認

常發生在剛確診得病時，懷疑是否診斷錯誤、「這不是真的！」

2. 憤怒

例如：「為什麼是我？不公平！」、「老天爺為什麼這樣對我？」

3. 討價還價

開始思考：「是否改變飲食習慣，就會康復？」

4. 沮喪、憂鬱

因為已逐漸意識到必須開始面對，不一定可以改變，或改變也很有限的事實，所以感到挫折、沮喪

5. 接納

真正接受了事實，開始能較理性、積極地接受治療、或與病共處。

照顧者也要關照自己的情緒

李妍緹臨床心理師提醒，當照顧者出現以下心態或困擾時，表示可能需要休息或調適心情，才能避免被負面情緒壓垮。若難以自我調適，建議可尋求專業協助，讓自己重拾能量。陪伴者常發生的負面心態如下：

1. 一肩扛起「照顧」或「讓病患好轉」的責任，陪伴者自覺不該抱怨，也不該沮喪。
2. 不想聽抱怨，對病患的情緒感到煩躁、想逃離、想發脾氣。
3. 認為自己應該放下所有的事情，全心全意的照顧與陪伴患者，開始對生活的其他人事物失去興趣。

其實，要長期提供同理的支持並不容易，陪伴者本身也需要一番調適，才能免於被負面情緒壓垮。以下針對三種常見的狀況，給予照顧者陪伴的建議：

狀況 1
剛被確診罹癌
震驚、無法接受而憂鬱

專家建議》有品質的傾聽，引導病患講出「放不下的點」。

黃宇銳醫師建議，在病患震驚、難以接受的第一個階段，可以先引導病患把「焦慮」講出來，譬如：爸爸掛念的可能是家族企業的傳承，媽媽擔心的可能是另一伴或孫子女沒人照顧……。當患者講出焦慮的原因，更能掌握自己的狀態，情緒反而會較穩定。

狀況 2
長輩因治療引起外觀改變
感到難堪、無法適應

專家建議》陪伴他面對事實、表達情緒，適應變化後的影響。

黃宇銳醫師舉例，很多人在治療癌症時，會產生暫時性或長期性的外貌改變，譬如：化療掉髮、淋巴水腫、手術切除罹癌部位、面容改變等，身心可能因嚴重的外觀改變或身體受創而失落無助。建議家屬用「一起面對」的態度，表達最強的同理與支持，陪伴患者適應外貌改變的過程。通常身體的缺損，會讓當事人自尊受損，懷疑「我不再是我」，嘗試讓患者練習表達對外貌改變的情緒，有助於他們自我調適和接納。

　　請不要欺騙、逃避既成的事實，或說一些「只要努力，你一定可以恢復到以前的樣子！」之類自以為是打氣的話，因為事實上沒有人知道，最後可以恢復到什麼程度；這樣講反而是在逃避當下應該接納的情緒。

狀況 3
爸媽因抗癌療程辛苦
鬱鬱寡歡、想放棄

專家建議》大量傾聽、轉移注意力，給予實質上的協助。

　　不少人在癌症化療期會嘔吐不適，感覺幾乎要毀了每天的生活，但黃宇銳醫師的處理方式是，向接受化療的癌症患者澄清，每天可能只有總時數1小時會嘔吐，其他23個小時都是正常

的，事實上並非「24小時」都被不適感限制住。這樣的做法是把困擾「具體化」，讓患者不會無限放大不適感，同時也可以減輕心理上的壓力。

李妍緹臨床心理師則建議「轉移專注力」，像是可以陪患者多聊聊疾病或住院以外的事、陪他在附近走走等；或提供實際上的幫助，像是協助處理掛心的事，都有助於減少患者的負擔、穩定情緒，增加繼續治療的信心。

除了綜合以上的方法，由於每個長輩的個性、背景不同，陪伴者也要視情況做出不同的因應，但大原則是「提供大量、高品質的傾聽，以及同理與支持」。有時候，關心是要說對話；有時候，關心則不一定要說出口，只要用理解、貼心的「態度」來傳達，例如緊握當事人的手，或拍拍他的的肩膀，或幫他按摩肢體，那麼即便沉默，空氣中仍有關懷的氣氛在流動。至於要怎麼活用以上的技巧，就要靠陪伴者的應變能力跟不斷練習了。

重症拒絕治療
引導他把擔憂講出來

　　因生病或意外而中風、截肢、失明……，這些重大傷病常造成當事人的容貌、生活功能缺損。憂鬱、無力的情緒不僅困擾當事人，還會蔓延到整個家庭。究竟當親友發生不可逆的重大傷病時，該如何陪伴他走出情緒泥淖？

　　傷病會影響外觀或肢體功能，也會使患者長期處於低潮，但要先處理情緒，才能面對事實，進而展望未來。臨床心理師及精神科醫師建議以下技巧，不妨試試，幫助家人度過難關，生出新的智慧與勇氣！

重大傷病不只產生心理創傷
還影響社會適應

　　臺大醫院臨床心理中心臨床心理師李妍緹分析，重大傷病

患者容易出現兩種層次的憂鬱情緒，第一種是「傷病本身」造成外觀改變受損，或失去某些功能，而感到「失落」、「殘缺」等感受，也就是自己對傷病的調適；另一種則是這些改變，可能進一步影響到他們與外界環境互動的過程，亦即「社會關係」或「社會角色」轉變，所以適應的過程比較複雜。

李妍緹臨床心理師曾遇過截肢的患者，一開始沒有受到截肢的打擊影響，卻因後續生活起居出現適應困難而陷入憂鬱情緒；也曾見過一名60多歲的婦女罹患子宮頸癌，經手術治療留下後遺症，不僅出現排尿問題，雙腳更因淋巴水腫成大象腿，多重打擊下引發憂鬱症。如果意外或傷病衍生出身體失能等新的問題，處理的層面又會擴大，所以親友的耐心與智慧也要更多。若面臨難以處理的情況，仍建議尋求專業協助。

在疾病調適歷程要花多少時間、精力才能適應，跟患者過去的人格特質、價值觀及自我概念有關。同樣是身體器官或肢體損傷，有些人能找到新的定位與價值，有些人卻長期鬱鬱寡歡。

李妍緹臨床心理師分享，很多案例來諮商，只有前幾次談傷病調適，後來主要是在處理患者過去的性格、價值觀、自我概念、甚至家庭關係等議題，因為這些議題也會進一步影響患者對傷病的態度、行為或決策。所以，親友千萬不要以為安慰當事人「不要想太多！一切都會好轉」或說「沒有你想得這麼

嚴重」，就可以讓患者舒心，畢竟情緒調節力是由過去的生活經驗累積、學習而成的。

理想的陪伴方式，是在自己的能力範圍內適當地同理、傾聽及接納病患，並提供需要的支持。如果自己也感覺壓力大，應該尋求其他親友的共同協助或心理專業者的幫忙；以免最終陷入負面循環，產生家庭內的壓力風暴。以下針對患者常出現的情緒關卡，建議排解技巧：

關卡 1
當長輩說：「我不想活了」
「不要治療！」

提醒親友不能只聽表面上的抱怨，要釐清病患沒說出口的擔憂或糾結。李妍緹臨床心理師提醒：「<u>最重要的是要找出情緒背後的內在動機，病患不是表面樂觀就沒事、沉默寡言就是憂鬱，也不是積極治療就不需要旁人關懷，或者不想到醫院治療就是不想求生。要看透病患語言、行為背後的動機，陪伴他們認清楚目前的情緒和現況，才有可能開啟他拒絕治療的關卡。</u>」

有時，病患情緒沒有紓解，需要旁人去同理、傾聽，讓他把情緒、擔憂講出來，「先處理情緒，才能解決問題。」李妍

緹臨床心理師以「化療引發掉髮」為例，來說明安慰對方的三個步驟：

1. 先接納他在意的點

　　NG說法》不要管掉髮，沒有人在看你啦！

　　正確態度》<u>我知道化療會大量掉髮，這件事對你影響很大！</u>

2. 接著提出我們的擔心

　　NG說法》你應該去治療，不然會讓病情惡化。

　　正確態度》<u>但我很擔心你，如果不治療，會……。</u>

3. 彼此討論可接受的權衡做法

　　正確態度》<u>我們要不要一起去挑帽子或假髮？這樣能改善外觀，也能持續治療，讓病情改善。</u>

　　患者有時抱怨，並不代表真的不想治療，旁人必須看懂他是被情緒卡關，不是真的放棄。在陪伴過程中，情緒一定會重複卡關，必須不斷使用這樣的同理技巧，協調出有用的解決方式，才可能逐漸處理掉負面情緒，找到好的適應定位。

關卡 2
戀棧過去
拋不掉殘缺感、失落感

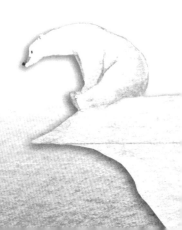

刻意避談殘缺的事實，反而是種逃避！臺北醫學大學附設醫院精神科專任主治醫師黃宇銳舉例說明，在八仙塵爆的事件中，有位短跑健將的顏面與身體都受到灼傷，很有可能因為肢體關節攣縮，往後的運動能力無法恢復到從前。當長輩同樣遇到容貌、身體有重大改變殘缺時，其實可以先陪伴他一起照鏡子，或是適應新的身體狀態。技巧上仍然以大量的同理為主，其實澄清患者的不舒服，就是為他分憂。展望未來，不應以「恢復原狀」為目標，應以邁向「新的身體平衡狀態」為目標，並把重點放在「每天的進步」上。

　　假設是右手受傷，要鼓勵患者「只要每次復健，比昨天更進步就很棒！」不要期待右手一定能恢復到跟健全的左手一樣。如果一開始期望太高，後來沒有達成，反而會造成更大的失落。

　　黃宇銳醫師提醒，親友需要具備「正向的想像力」，不論是在復健過程中，還是對未來的願景，都可與患者朝正向的方向討論，也就是「雖然目前的基礎是這樣，但想像未來有可能達到什麼樣的新平衡，並思考有哪些方法可以達成。」

　　在新的平衡狀態裡，有更強的自信及跟過去不同的優點，這是要引導患者前進的道路；但前提是「面對、處理情緒的基本功」要先做足，才可能讓患者真正放下過往，願意面對當下

的自己已經不同，進而朝新的願景努力。

當長輩因生病出現「社會適應」困難

一位因腸癌裝了腸造口的老先生，由於在體外要掛一個袋子裝排泄物，使他產生自卑感，深怕有異味而引起異樣眼光，整天把自己關在家裡。李妍緹臨床心理師建議親友可以這樣幫助他：

鼓勵家人或較親近的朋友，去了解他的狀態及擔憂。

給他一段時間適應、熟悉腸造口的處理。

飲食選擇上也不需要做太大改變。逐漸感受到聚會的過程與病前變化不大，先由較親近的親友在家裡安排聚會，讓他

請朋友主動邀約他外出聚會，讓他知道穿著一般衣服，其實腸造口袋並不明顯，如果他不明說，大家不會察覺。

讓當事人從經驗中體會到，有腸造口仍可擁有正常的居家、工作和社交生活。

若因意外或傷病而截肢、失明者，行動上會有困難，甚至生活、工作上會發生大幅度的變化，此時親友可先在生活或工作事務上代勞或陪伴就醫等，再由家人輪流陪伴他去復健，如此有助於改善患者的憂鬱情緒，逐步建立適應生活的自信。

關卡4
當身體狀況未有起色
而「自我封閉」或「迷信偏方」

　　若長輩生病或發生意外後，其身體不適、憂鬱、無力的情緒令他自我封閉或迷信偏方，黃宇銳醫師建議家人可從「改善睡眠」的角度切入，試著和對方說：「最近睡得不好嗎？要不要去找（精神科或身心科）醫師看看？」不論患者是找精神科或身心科，或直接回專科治療，都有機會讓患者對正統醫療恢復信心。

　　假如長輩誤信偏方、拒絕就醫，李妍緹臨床心理師則建議，要「尊重患者的選擇」，不批評他信任的方法，先同理他不信任正統醫療的理由，再提供其他可能的選擇。假如他不信任某位醫師，可以跟他說「另一位○○○醫師的做法不一樣，可以試試。」總之，「誤信偏方」是信心問題，需要做的就是

恢復信任。

　　不過，李妍緹臨床心理師提醒，如果在經過情緒的梳理以及開放性的溝通後，患者選擇了他所期望的治療或生活方式，不論他的選擇是什麼，親友都要予以尊重。

　　陪伴病人本來就不容易，要陪伴重症者更是困難，許多醫療糾紛的起因都不是醫療上的問題點，而是情緒卡關，所以情緒處理是相當重要的環節！以上專家傳授的經驗，運用時，還得考量每個病人的個性不同，須發揮想像力來調整因應，才能幫助患者走出陰霾！

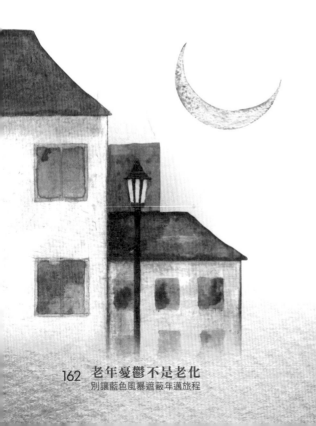
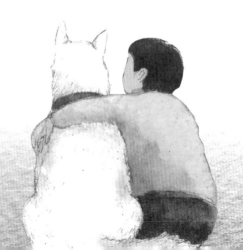

父母因喪偶而被擊倒
陪伴者必學的「同理」安撫法

　　社會結構改變，愈來愈多子女選擇離鄉背井、在外打拚，當異鄉遊子愈來愈多時，獨居長者也就愈來愈多。一旦父母因相依為命的老伴、寵物過世，或其他意外，突然失去精神支柱，就像壓垮駱駝的最後一根稻草，輕易就被擊垮。該怎麼傾聽，理解爸媽的遭遇，才能幫他們降低憂鬱情緒？本文列舉三種情境，由專業心理師和精神科醫師告訴您，怎麼說才能把關心說到心坎裡！

媽媽撒手人寰
爸爸走不出傷痛

　　蘇媽媽中風5年，老伴蘇爸爸不離不棄，辭掉工作專心照顧，餵食、擦澡、翻身，他都親身參與，很少假手子女。蘇媽

媽不能言語，手腳又無力，照顧起來很花體力及心思，蘇爸爸卻不覺得累，老伴是他的最愛，再怎麼辛苦都值得。3個月前，蘇媽媽撒手人寰，頓失支持的蘇爸爸，生活失去重心，常一個人呆坐，還莫名流淚，子女很擔心爸爸走不出傷痛。

　　臺大醫院精神醫學部臨床心理室主任王秀枝指出，每個人都有支持自我的一種力量，每個人的力量來源不同，有人是工作、有人是照顧家庭、有人則是熱愛運動、畫畫，一旦失去了支持力量，就像失去重心一樣，要花很長一段時間修補。如果發現家人失去生活的動力，出現冷漠、孤僻或有輕生念頭，需盡快帶他就醫治療，如果只是暫時性情緒失調，家人要多陪伴，一起走過低潮。

子女如何回應

◆**先觀察情緒變化》** 當人失去支持的力量，情緒常會受到很大的影響，飯吃不下，很難入睡，甚至會覺得人生無趣。王秀枝臨床心理師表示，家人應給予蘇爸爸最大的支持，輪流陪伴在他身邊，觀察情緒及行為的變化，如果已出現失常之舉，就必須尋求醫療介入，避免情緒惡化。如果逐漸轉好，可尋求轉移情緒的做法，比如說用紀念的儀式，或全家一起

出遊的模式，協助蘇爸爸走出陰影。

◆**可以這麼說》** 「爸，謝謝你這些年照顧媽媽，讓我們省了很多力，我知道媽媽很心疼你，覺得辛苦你了。雖然媽媽說不出來，但表情看得出來，她很感謝你。媽媽以前曾跟我提起，全家人要一起到處走走，她有點遺憾生病後無法成行，我想安排全家旅遊，也帶著媽媽的照片一起去，爸，你覺得可以嗎？」

喪偶的媽媽痛失愛犬後
足不出戶

朱媽媽在先生中風去世後，一個人住，住在附近的子女不放心媽媽獨居，買了一隻拉不拉多「乖乖」陪伴。朱媽媽很疼乖乖，常帶著牠散步，有了乖乖，日子過得充實，有寄託。後來「乖乖」發生車禍，搶救多時仍傷重不治。子女想再買一隻寵物陪伴媽媽，可是朱媽媽很堅持，寧願一個人住，也不要再養寵物，更麻煩的是，乖乖走後，朱媽媽足不出戶，讓兒女摸不著頭緒，媽媽到底怎麼了？

林口長庚醫院精神科系主任許世杰表示，人與寵物之間可相互為伴，建立密不可分的情感，這份情感可能深刻到外人無

法理解，就算是家人可能也摸不透。此時，親人應該要理解媽媽對寵物死亡的悲傷，而且要站在她的立場，用同理心協助釋放難過的情緒。

子女如何回應

◆**先找出無法走出悲傷的原因》**寵物可能因老化、生病及意外等原因而死亡，若是老死、病死，是注定的生命歷程，對飼養者來說較能接受；若是車禍意外死亡，照顧者常會自責是自己不小心所致，家人應該理解飼養者的情緒必須要疏導。

◆**可以這麼說》**「媽，我理解妳現在的情緒，妳可能覺得乖乖的意外是妳不小心造成的，如果那天有綁著繩子牽著手上，牠就不會亂跑被車撞。我想，善良的乖乖，現在應該在天上當天使保佑著我們。媽，我想幫乖乖辦一場隆重的告別式，讓乖乖知道妳對牠的思念，好不好？」

一場大火燒掉房子
老爸陷入恐慌

一場火災一夕之間燒光了家產，70歲的王伯伯放聲大

哭，這是他的家，如今什麼都沒了。租屋住在嘉義的兒女趕回東勢老家看爸爸，王伯伯嚷著「活不下去了，所有的東西都燒掉了，活著也沒意思了」。兒子抱著爸爸說：「你冷靜點，事情沒那麼糟，一定有辦法的。」其實他們心裡也很慌，不知道如何安慰陷入恐慌的老爸。

王秀枝臨床心理師表示，面對一輩子胼手胝足，一點一滴打造的家園，被無情大火或風雨摧毀，難過與心痛的感受，不是一般人能承受，甚至會被擊倒，情緒陷入幽暗的絕境，家人務必密切關注王伯伯失落的情緒，引導他積極往前看。

子女如何回應

◆ **積極尋求援助》** 失去家園或珍貴的資產時，心中打擊很大，建議積極連絡其他親人、相關單位或社福團體協助，避免陷入孤立無援的地步。有人伸出援手，可以讓失落情緒找到支助、慰藉及依靠。

◆ **可以這麼說》** 「爸，我們很難過，但你沒事最重要，你是我們最大的福氣，不用擔心家怎麼辦，我們已經聯絡在臺北工作的大哥，他會請人協助未來修復家的事情，現在你要多休息，交給我們想辦法，否則會愈想愈難受。」

聽聞親友病危或過世
這樣安慰更得體

　　在社群軟體發達的現代，手機裡的即時通訊軟體，儼然已成為民眾傳遞訊息的重要管道。倘若手機傳來親友過世、來日不多等不幸消息時，不知如何安慰，可以傳通訊軟體裡的慰問貼圖嗎？到底怎麼回覆才不失禮？

　　敏華的爸爸因心肌梗塞搶救不及過世，敏華在悲傷震驚之餘，將訊息告知爸爸手機中的好友、同學、同事、攝影同好等群組……沒多久，手機陸續傳來慰問的文字，有人寫說「這麼好的人，怎麼會……」也有人只回了「啊！真意外」，還有人傳了哭泣的貼圖，但也有人馬上打電話來關心，讓敏華心裡百感交集……。

　　大林慈濟醫院心蓮（安寧）病房護理長程裕藍說，收到親朋好友突然過世的訊息，儘管無盡哀傷，更重要的是，要關心活著的人，所以比較恰當的回應方式是要讓生者覺得，不是自

己一個人面對失落與悲傷。

　　曾任多家醫院臨床心理師的游乾桂提到，在親人過世的當下，外人怎麼安慰也無法減輕家屬的傷痛，與其此時才來表達關切，不如在已知病患來日無多時，就事先表達關切及願意分擔勞力或代為奔走的意願。不管後來有無被徵召出力，這份溫暖都會讓人感念許久。

　　以下是常難以回應的狀況，不妨看看程裕藍護理長、游乾桂心理師如何回覆，避免不得體的回話！

情況 1
當親友傳訊息告知
自己罹患不治之症

　　當下病人是焦慮的，但也許還未深思過疾病和自身的關係。不妨問他「你現在感覺怎麼樣？」他會邊想邊整理思緒，順著其思路去走（生病的意義可能是正，也可能是負），其中也許有碰撞（自責或懊悔，怎麼這麼倒霉？我還有好多事沒做），等他說出想法後，再引導他可以怎麼想、怎麼設立停損點，告訴他還有時間，一切都還來得及，只要多做一些，就能少點遺憾，把震驚化為實際行動。

游乾桂有一位分別多年的學妹，某次見面時突然說自己罹患乳癌，在聊天過程中，游乾桂試著給她一些不同的意見，一是給正確資訊（如充足的睡眠、適度的運動、新鮮營養的飲食，可提升身體對抗癌細胞的能力），一是助她轉念（提醒她決定要快樂過一天，或悲傷過一天），又買了幾本相關書籍送她，讓她覺得很有幫助、很勵志，後來持續治療，改變作息及飲食，每天快走兩小時，幾年後，身體竟完全康復了。

萬一對方說「醫生已無能為力」，程裕藍護理長建議可以問對方：「你的心情怎麼樣？你最擔心的事是什麼？就目前狀況，還能做什麼？」或說「我知道你很努力」、「我陪你坐一下好嗎？」可以多聊聊，同時表達：「你生病後，應該很擔心孩子和家人未來的生活，真的不容易，你已經很努力了！為了你擔心的這些人，我們來想想還可以做些什麼？」

「做些什麼」的目標不用訂太多，就從最簡單的短期目標開始訂，然後一步步完成，讓病人有許多目標，有希望感，想一一去完成，例如：也許沒有治療可以做，但可以做症狀控制，提升生活品質，去完成想做的事。

NG做法

✗ 光說「你要加油」，卻沒說理由。尤其當事人已知病好不

了，心情跌到谷底時，想聽的不是像喊口號般喊「加油」，這樣無濟於事，只會讓人更絕望，可以和對方聊聊「你最放心不下的是什麼？可以做些什麼？」讓對方找到方向感與希望。

✗ 在國外會鼓勵病人寫下「遺願清單」，再一一去完成，但國人未必能接受這種說法，老人會覺得這是「絕望」的象徵，「詛咒」老人早死，不如改說「把你最擔心、最想做的事列下來」比較能被接受。

情況 2
當被告知長輩狀況危急隨時可能撒手人寰

通常會接到「大概就這幾天了」的通知，都是比較有關係的人，如果關係夠好，可以問「我現在方便去看看他嗎？」、「能去道別嗎？」也許臨終者希望你去看他最後一眼，所以若家屬同意，就趕快去見他吧。

即便探望時，病人已無意識、沒有回應，但他的靈識還是知道的，所以可以在床邊說出心中想表達的思念；至於他所掛念的一切，可以請對方安心，表明會盡量協助家屬。若彌留者

有宗教信仰，可以引導病人所熟悉的宗教信念及儀式，祝福病人蒙佛接引，或回到主的身邊安息永生。

此外，也別忘了關心家屬，可說：「不要忘記照顧自己」、「要找時間休息」、「記得要吃、要睡，才能維持體力」、「其他家人還好嗎？」、「需要幫手時別客氣，我們都在。」

NG做法

✗ 不理不睬，或答應會去探望卻遲遲不出現。

情況 3
若親友傳訊喬事情
自己卻不方便答應

對於醫療工作者或在相關產業服務的人來說，肯定有遇過親友拜託喬病床、推薦醫師的情形，建議此時可以陪對方討論怎麼樣的醫療程序比較理想，建議找哪科的醫師，由醫師評估後做後續的安排，這樣比較好，不能隨口答應自己做不到的事情，或必須打破規則的事。如果拒絕不了，可以表示會轉達，但不能擔保或保證能做到，不然對三方都是壓力。

倘若對方提到財務困難，想要借錢，可以先評估自己的能力，劃定可幫助的範圍。例如可以和對方說：「車、人、時間都可以提供，可代為跑腿」等，切勿答應能力不及之事。如果病人住院時有經濟困難，可請醫院照會社工協助處理。

NG做法

✕ 亂推薦醫師、打亂治療計畫，又包山包海說認識哪位名醫，給對方不切實際的期待。

情況 4

當親友傳來
長輩過世的消息

除非意外，如果之前就已經知道病患身體狀況愈來愈差，就應主動詢問當下以及之後可以出什麼力，如果關係稍遠，亦可評估自己的能力，適度表達「我能幫什麼忙？」的訊息。

接到報喪訊息，第一時間應表達關心，親近的朋友可以至現場幫忙跑腿代勞。此時喪家必定像無頭蒼蠅般慌亂，很多事家屬顧不了，這時如果有人能幫忙照顧幼兒或供差遣，會是很好的助力，也可讓家屬喘口氣，所以不妨主動表達：「你去忙

你的，接送小孩或準備三餐的事讓我來」。

　　若從手機上得知親友過世的消息，建議以文字書寫哀悼文，比較容易傳達真情，可以寫「發生了什麼事？」或「看到這訊息，我好難過。」此外，不要忘了慰問及關心活著的親友，可以問：「你還好嗎？家人還好嗎？」但不要寫「後事」怎麼辦？可問「後面的事情」準備了嗎？或「有沒有什麼，我幫得上忙的地方」，讓對方知道自己不是一個人孤單的面對。

　　公祭時若想出力，可以當「班長」號召朋友、同學集合，安排交通工具，組成公祭團隊榮耀死者。

　　如果是意外事件，家屬打電話報喪時，必定慌亂無頭緒，可以反問他「怎麼了？」、「你現在還好嗎？」讓對方試著描述整個過程，有助其整理紛亂的情緒和理解事件的經過，並拉回現實，再從他述說的內容，推敲該如何幫助他、關心他，適時表達「我能做什麼嗎？」之後持續關心，不時問他「現在情況還好嗎？需要我協助嗎？」。

NG做法

✗ 若是身處通訊軟體中的大群組，收到某人過世的消息，但本身和死者不太熟，可以不回應，但不宜發震驚貼圖，以免惹人反感。

✕ 如果對方單獨把訊息傳給自己，「已讀不回」會顯得沒禮貌又無情，建議還是要關心對方「現在你還好嗎？」。

✕ 不太建議說「節哀順變」，因為親人過世本來就是悲傷、難過的事，要他不悲傷，反而讓聽者覺得不被理解與支持，無法抒發悲傷。

✕ 不要說「振作」，因為此時很難振作，可以反過來提醒他「有沒有迫切要處理的事？需要幫忙嗎？」

✕ 看到親友時，不用鼓勵他「如果難過就大聲哭出來」，建議透過肢體語言，像是摟摟他的肩，或握握他的手，一旦對方情緒上來，自然會流淚宣洩悲傷。

✕ 親友流淚時不要說「不能哭，會讓亡者不安心」等話語，可將他帶到一旁陪著他，有時沉默是最好的陪伴。

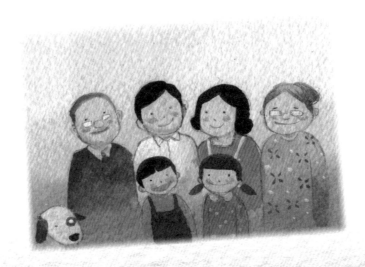

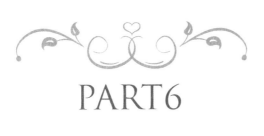

PART6

康復者的
告白

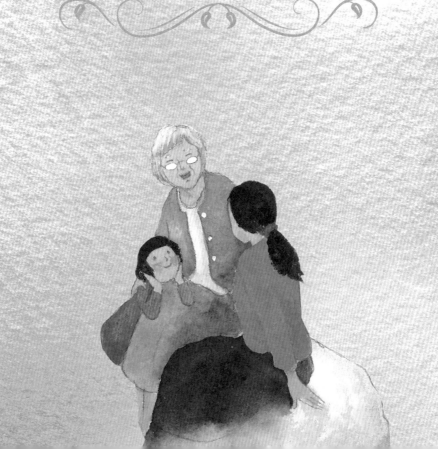

正視問題、勇敢求助
吳章安扭轉憂鬱的退休人生

　　曾任上櫃公司副總的吳章安，在50歲那年，因重鬱症被迫提前退休，怕被鄰居詢問「為何不用上班？」，他足不出戶，直到他正視自己生病的事實，配合醫師改換療法，才從谷底翻身。回顧那段憂鬱時光，他感謝家人的陪伴，讓他更有勇氣走出陰霾。如今他是憂鬱症病友團體的志工隊長，努力的幫助其他病友走出幽谷⋯⋯

　　有些屆臨退休年齡的人，躍躍欲試準備邁向下一個隨心所欲的自在旅程，有些人則因情緒壓抑較嚴重，或調適不佳，或遭遇重大挫折，在屆臨退休的階段，竟出現身心失衡的狀況。

　　生活調適愛心會的志工隊長吳章安曾經是一名重度憂鬱症患者，因憂鬱症被迫提前退休。憂鬱症就像他過去數十年固定生活模式帶來的一種後遺症，讓他在發病期反覆面臨自我質疑、價值觀的拉扯，掉入情緒的谷底。所幸，最後他治好了憂

鬱症，還成為志工來服務其他憂鬱病友，重新找到生命的意義。他的故事可說是大起大落最明顯的案例，讓我們來看看他是怎麼走出來的。

無預警患憂鬱症
被迫退休、自信垮台

吳章安十多年前在臺灣某上櫃公司擔任產品副總，之後因工作不順遂，加上自責未能協助女兒考上北一女，只考上第二志願的中山女高，而引發種種異常反應，像是注意力無法集中、嚴重失眠、頻繁胃痛等。在50歲左右，因憂鬱症纏身，讓他在後面的10年裡，「非自願性」被迫面對離職、退休等問題。

一開始他跟多數病友一樣，難以置信自己有憂鬱症。他住過精神病房，病情嚴重時，連走路的力氣都沒有、風吹到皮膚都會痛，幾度因胸悶、心痛、呼吸困難被救護車送到急診室。不過，看診到最後，各科醫師都告訴吳太太說：「你先生身體沒有病，生理數據都正常，他要看的是身心科。」

隨著病情起伏，他的工作也斷斷續續，這對一個事業有成的男人來說，衝擊是很大的！除了要面對沒有工作時，薪水馬

上中斷的現實，還有心理上對自我能力、男性自尊的質疑。他自責自己已成「廢人」，在家養病時，還躲避鄰居，怕被問到「年紀不大，怎麼不去工作？」

這樣的想法，讓吳章安「從大門退縮到客廳；從客廳退縮到房間；從房間退縮到床上」，終日癱軟在家。他回憶當時的情況是「悲慘到幫下班的老婆開門，是每天唯一可做的事」。

為什麼一個位居上櫃公司副總的人，最後每天只能「開家門」呢？吳章安分析，以前的生活只有工作，少跟家人、工作以外的人接觸，缺少心靈上的交流和互動，加上當時大環境不佳，又把責任全扛在自己身上，最後才會累積成病。雖然後來公司被併購，新東家對他相當禮遇，但憂鬱症的病根卻難以在一夕之間去除。

有親情相挺
跌深也可觸底反彈

所幸，一路上吳章安一直擁有妻子的支持、接納；最後是看到一篇文章，提到憂鬱症患者可能有原因不明的全身疼痛，才讓夫妻倆正視病情，並讓吳章安在極不情願的情況下，配合醫師改換療法，終於從谷底翻身。

罹病後，為了怕女兒擔心，夫妻倆選擇隱瞞，與女兒見面時，他喬裝正常，其實早已被女兒識破。過程中，除了吳太太不離不棄、獨自承擔；他後來也意識到老病的父親很需要他，於是回南部陪伴；並開始接觸多元的嗜好，讓自己的生活變得豐富與人性化。逐漸地，他與父親的互動變得不錯，也開始走入人群，至此，他感覺到自己恢復得越來越好。到現在，還擔任生活調適愛心會志工、運用佛學真義來服務他人。

回顧過去，他認為憂鬱症患者多少「逃避」些什麼，像他逃避工作上、現實上的不順遂，不願承認自己真的生病了。治療後，病情好轉，他慢慢釐清與釋懷，認清現實不順遂並非僅是個人因素，有時大環境的變化劇烈，非個人的力量能扭轉。

前陣子他一個上市公司的副總朋友，同樣因壓力過大、失眠等症狀而被迫退休，原本統領二、三萬人的朋友，一下子變成只可管太太一人，也開始出現憂鬱症的初期症狀。當志工後，長期陪伴憂鬱病友的吳章安發現，這類「高官＋被迫離職」的情況最為棘手，因衝擊來得太快、缺乏緩衝，容易讓情緒很快地「掉下去」，不要說做好退休的準備，可能連自己當時出現的異常反應都無法理解與控制。

面對這類衝擊很大的情況，<u>「家人的後援」是康復與否的關鍵，如果沒有足夠的親情認同，憂鬱症病友很難痊癒。</u>吳章

安說，太多病友被情緒擊敗後，未能搭上谷底反彈的列車，最終只能繼續深陷憂鬱症的泥沼。

長久的快樂元素
才是真實的解藥

　　吳太太說，夫妻倆年輕時都忙於工作，直到先生提前退休回家休養，夫妻倆相處的時間變長，她覺得「退休才是真正婚姻生活的開始！」

　　吳章安回顧往日也說，以前拚命投入工作，沒想過生命、生活的意義，沒想過「自己」究竟想過怎樣的生活，而這些在退休之後，都是他跟太太追尋的目標。現在藉著佛學來體驗生命，做志工、學習新知來充實心靈，他們覺得很有意義，也是對往日生活的一種平衡。

　　所以，不論人生上半場過得如何，「退休」的時間點是中場休息的機會。此時回顧上半場的表現，有可能完全顛覆過去數十年的價值觀，產生新的體悟；即使上半場有遺憾，只要能確實面對問題、找到反彈的契機，再持續努力，人生還是能圓滿。

　　吳章安特別建議面臨退休的朋友，除了可透過一段調適期

尋找新的生活模式之外，最重要的是，把夫妻倆在人生中「可得到長久快樂」的元素加進生活裡。一是「助人」，例如：當志工回饋他人；二是「學習」。若以前的生命缺乏快樂，未來的日子以「真實的快樂」取代百憂解，應該是最美好的幸福！

為退休做準備，全家可以這樣做

◆愛心會志工隊長吳章安
給退休者的生活調適建議：

1. **先盤點生活**
   整理自己的情緒、家中經濟狀況、時間分配。

2. **用半年至一年時間，多元嘗試新事物**
   不要讓生活太空白，找出自己的愛好。

3. **與家人有連結**
   跟長輩、太太、子女有交集，培養共同的愛好或興趣。

4. **結交一群同好或朋友**
   可連絡以前的同學、同事，或藉由做志工、出外旅遊，擴大交友圈，再結交志同道合的朋友。

◆給憂鬱者的貼心叮嚀：
　相信自己，心靈的力量無限大

吳章安回憶那段憂鬱纏身的日子，雖然終日癱軟，但當醫師測試他，要他「跑步、青蛙跳」時，他卻都能做到；一旦醫師離開，他立刻無力地癱回輪椅上。他解釋說，「當人有心的時候，什麼都能做到；沒心的時候，什麼都做不到；尤其在陷入胡思亂想深淵時，連小小的螞蟻都可以想成大象」。可見，心靈的力量無限大，面對情緒的低潮，要相信自己，給自己一些時間，每天嘗試做一點點的改變，讓自己逐步走出陰霾。

◆家有憂鬱的退休者
　吳太太的陪伴經驗分享：

1. **真心理解**
   若家人出現精神異常的症狀，請一定要「面對、接受」他的症狀，不要投以懷疑眼光或言語。

2. **耐心陪伴**
   不一定要多言語，但要多陪伴。

3. **用心傾聽**
   如果對方願意講，請多傾聽。

4. 持續關懷

俗話說「久病床前無孝子」，陪伴生病的家人是件辛苦的事，但一定要「持續」關懷，永不放棄！

5. 保持理性

吳太太自認是「神經大條」的人，即便如此，照顧先生期間，她一度車禍，兩人蠟燭兩頭燒，情緒互相牽引，她差點也產生異常憂鬱情緒，所以陪伴者也要盡量照顧好自己的情緒，理性遵循醫囑，盡量排解掉負面情緒。

◆臺大醫院精神科主治醫師謝明憲
建議和憂鬱退休者溝通的技巧：

1. 給更多陪伴的時間，多聆聽，而非評論。

2. 常態性的鼓勵與陪伴，比久久一次大張旗鼓的聚會更好。建議可配合對方步調，每天安排一小段時間一同出外走走。

3. 可嘗試懷舊療法，在常陪伴、聆聽，建立互信後，鼓勵長輩談往事，再從過去的故事裡找到雙方溝通、連結的情緒共鳴，以建立良好的互動模式。

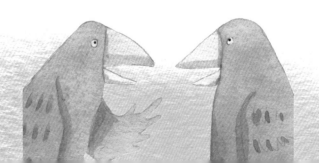

全家動員輪流陪伴
帶前里長夫妻走出憂鬱幽谷

　　因為「責任感重又不懂紓壓」，60多歲的邱太太20多年前便罹患憂鬱症，就醫後學會覺察情緒、努力找出與憂鬱情緒共處的方法。但先生7年前因故被憂鬱擊倒，誘發她再次發病。在所有家族成員輪流陪伴扶持下，現在兩人皆已走出憂鬱的陰霾，找到平衡身心的方法。

　　30多年前，邱太太原本在成衣產業工作，在大女兒念國小時，為了輔導孩子課業及提供完善的生活照顧，在先生建議下，辭去了工作，專心照顧家裡。經過5年的全職主婦生活，當大女兒考上五專後，頓失忙碌目標的她，卻在此時得了憂鬱症！

　　邱太太回憶：「發現不對勁是作息改變，原本會賴床的我，竟然5點就清醒，怎樣都睡不著，看著時鐘，每過一秒都像過了一年一樣漫長。」起床不想刷牙、洗臉、吃飯，提不起勁，想開窗跳樓自殺，了結這百般無聊的感受。

當時不知道要到精神科就診，以為是更年期，到婦產科檢查，醫師開立「百憂解」，服用後竟出現「心悸、厭食」等副作用，1個月內瘦了8公斤，但心情仍鬱悶，試遍求神拜佛、換風水等做法。持續難過了7、8個月，直到一次急診才發現原因。

那天邱太太心悸且喘得非常厲害，快無法呼吸，被送到急診室，醫師看她有「過度換氣」的現象，加上手腳發麻、失眠、長期沮喪，可能與精神疾病有關，於是建議到精神科掛號。邱先生說：根本沒想到要看「精神科」，因為太太是個樂觀的人。沒想到這個嘗試，讓他們找到了問題的根源。

當時邱太太被確診為「重度憂鬱症」，情況已嚴重到可領取「重大傷病卡」。在治療過程中她接觸到「生活調適愛心會」的會刊，得知當時臺北市立療養院（後改名為臺北市立聯合醫院松德院區）有開設憂鬱症團體治療，於是參加為期3個月的治療。持續服藥加上團體治療的助力，病情很快在3個月後得到控制。在團療結束後，她成為愛心會的志工，去幫助其他有情緒困擾的患者，後來又在馬偕醫院擔任團體治療的義工，至今未曾間斷，已超過20多年。

先生7年前發病
太太又被「拖下水」

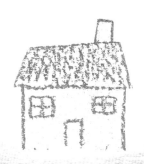

令人始料未及的是，7年前邱先生竟也得到憂鬱症！原來是熱心的邱先生幾年前高票當選了里長，一心想多做事，但上任後發現有些事要「妥協」，做了一年多，心情鬱悶、辭意越來越濃。想辭職又怕辜負支持者期望，且辭職後辦公室要處理補選事宜，從街坊鄰居到副市長都登門關切，這樣的壓力讓他更憂鬱，只能推托說「太太有憂鬱症，所以要辭職照顧」。

　　當時邱太太的確也深陷憂鬱泥沼。適逢小女兒懷孕，醫師說胎兒「疑似」唐氏症，加上邱先生的里長工作頗多困擾，而自己當志工，也常要安慰有情緒困擾的病友，龐大的「情緒垃圾」竟引發她第二次發病。

　　有經驗的邱太太已懂得控制之道，但仍發生「憂鬱、疏離人群、想死」等症狀。雖然繼續當志工，卻無法主動幫助他人，只是到場靜靜聆聽。邱太太形容那陣子是老公去里辦公室上班，她在家一聽到門鈴響就「大哭」，因為不知道該怎麼面對外人關切。

　　邱先生還未請辭獲准，就出現失眠、厭食跟糞便過硬等問題。此時，邱太太勸丈夫到精神科掛號，但邱先生一直不願意。他們形容那時發病的畫面，就是整天「一人躺床上，一人躺沙發」，兩人終日提不起勁，不刷牙、不打扮，也不願人打擾，只想自殺中斷痛苦。為了躲避鄰居關切的眼光，邱先生辭

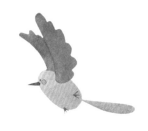

職後，夫妻倆一起在家「幾乎躺了8個月」。

全家動員陪伴
支持夫妻倆走出憂鬱

在8個月的憂鬱低潮中，小姑、女兒、李媽媽（邱太太的母親）的陪伴與支持是他們走出來的關鍵。

住樓下的小姑只要一見他們狀況不好，就照三餐打電話邀約他們下樓吃飯；女兒私下鼓勵和陪伴，讓邱先生終於願意到精神科看診與接受治療；而當時邱太太80歲的母親怕她自殺，還搬到邱太太家住，看護她，並常邀她出外散心、提醒她運動。

<u>為了讓憂鬱的邱太太和邱先生走出憂鬱，全家人調整了講話跟相處的態度，年邁的李媽媽甚至還到醫院旁聽團體治療……。這場病改變了全家人，也因為家人接力賽式的給予支持與關心，夫妻倆也漸漸覺得要做些改變，當過度追求完美，又出現自責、負面的思考時，學習透過運動或離開現場，轉移及阻斷負面的思緒，讓自己慢慢揮別憂鬱！</u>

因邱先生的病情較輕，治療2個月後就痊癒停藥了，他現在每天5點鐘早起運動1小時來釋放壓力，下午又陪太太到住家附近的河堤再散步1小時，他發現，走到出汗，對抒發情緒很有幫助。

此外，邱先生很推崇「森田療法」，這是用較自然的方式來治療憂鬱症，他也力行療法建議的作息規律、持續運動！而憂鬱症情況較嚴重的的邱太太，目前仍繼續服藥，並擔任志工，她說：「做志工幫助他人，對我來說是一種治療。」她也鼓勵退休後的老年人從事志工工作。

　　回首過去，邱先生感嘆的說：「很多憂鬱症患者就是長期責任感太重造成。」邱太太也說，年輕時只顧養育子女，假日時回婆家還要擔心哪裡做不好，就是這種個性，才會長期「壓抑情緒」、不懂抒發，後來累積成病。

　　邱太太提醒憂鬱症病友：「要有自覺，並保持獨立性。當過度追求完美的負面情緒出現時，阻斷它最好的方法就是『給自己一秒鐘』！在這一秒鐘裡『做決定且立刻行動』，例如穿了鞋就出門，或拿起拖把開始做家事，要馬上用行動阻斷負面思考！」。

　　他們對病友的建議是：「一定要走出去！」不論是退休在家的老者，或已經可以走出家門的病友，不要「不打扮、不見人、懶懶散散」，有些人原本沒病都悶出病來了！如果家中有這類深居簡出的家人，子女、親人要主動安排及邀請他們外出參與活動，這都有助他們走出憂鬱。

面對憂鬱親友
家人這樣表達關心更體貼

　　憂鬱症是一個會讓思考變得很負面、常自責的疾病，當長輩得到憂鬱症，很多家屬不知道該怎麼與患者對話及相處，深怕一不小心，就讓憂鬱症家人想法變得更灰暗悲觀。以下就讓走過憂鬱的康復者及照顧者與您分享，陪伴憂鬱症患者要注意的眉角。

　　對家庭及子女的高度責任感，形成一股看不見的壓力，讓60多歲的邱太太在20多年前便罹患重度憂鬱症，治療後雖然找出了與憂鬱共處的方法，也懂得在負面念頭出現時，立即轉移焦點，避免被無助、悲觀、焦慮、想尋死的感受擊倒。不過，家庭是難以切割的整體，家中成員的情緒會彼此影響，這壓力累積多年後，加上外在新的壓力源，成了壓垮駱駝的最後一根稻草，讓陪伴者邱先生也陷入憂鬱症風暴，也讓邱太太再度發病。

幸好，他們的病雖是因愛而起，最終也因愛得到療癒。邱太太及邱先生很感謝在長達8個月終日提不起勁，只能躺臥休息，並想自殺中斷痛苦的憂鬱日子裡，擁有小姑、女兒、邱太太母親的陪伴與支持。這些支持讓這對心力交瘁的夫妻，得以擁有一個喘息、反過來被療癒的機會，有力量重新掌握生命的主導權。

　　邱太太說，只要能踏出家門、走進醫院，老年憂鬱症不怕得不到好的治療，但太多患者就是因為家中缺乏關鍵的「親情支持」，才會長年躲在家中，再好的療法都無用武之地。

　　從理性的角度看，可能患者本身知道必須去看醫生，但仍有很多遲疑，老年憂鬱症的就醫、療程考驗到整個家庭的「情感體質」，「只有」家人的鼓勵、認同，才能化解以往「只有神經病才會去看精神科」的刻板印象。

　　最關鍵也最不容易做到的是，在漫長的療程中，親友必須持續用溫暖的情感、適當的態度來支持鼓勵患者，他們才有勇氣向外求助、到醫院就診、接受治療，並學會當負面想法出現時，立即轉移化解，這是憂鬱症患者及家屬一生都要練習的課題。

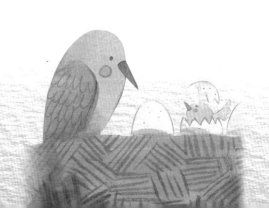

走出憂鬱的康復者，給家屬的陪伴建議

憂鬱症患者多半有「疏離人群」的特性，常自己關在房間裡，縮在床上不想動，有些甚至不洗澡、不洗頭長達兩、三週。如何幫助他們維持基本生活，又不過度叨擾？

憂鬱症的康復者邱先生、邱太太提供以下例子供參考，並提醒病友還是有個別差異，家屬可視當事人的個性調整做法。

家屬要保持怎樣的陪伴距離？	
×錯誤：做得太過頭	○正確：陪伴但保持憂鬱者獨立性
勿因生病就幫他做太多，例如：幫他洗澡、幫他手洗內衣褲、餵他吃飯、每5分鐘問他要不要喝水、隨時跟在他1公尺的範圍內，這樣會養成不當的依賴性。	1.憂鬱者縮在房間：陪伴者除了三餐時間給與問候外，可每隔一段時間看他在房裡做什麼，跟他打聲招呼就好。 2.在家陪伴或一同外出時：可以各做各的事，靜靜地不需太多言語，讓患者知道有人陪伴在身旁即可。

家屬如何與憂鬱家人說話？	
×錯誤說法： 命令、脅迫口氣	○正確說法： 建議式、自然的口氣
1.例如：你「應該」去……，「不然」會……。這種方式會使憂鬱者更排斥，症狀更嚴重。 2.請絕對不要說：「你就是想太多了！」	1.**不洗澡時**：你已經幾天沒洗澡了，不會不舒服嗎？要不要……？ 2.**不就醫時**：你的病要吃藥才會好，我每天都會來陪你一起去，跟我一起去看醫生好嗎？ 3.**不想外出或運動時**：我（陪伴者）想動一動，你陪我出去走走好嗎？ 4.**不想吃飯時**：晚餐時間到了，我準備好晚餐了，要不要吃一點？一起吃好嗎？

如果患者對以上方法沒反應或排斥，一時先不要勉強他，另找機會繼續溫和的鼓勵，但也不要到「碎碎唸」的程度。像「飢餓感」是一定會發生的需求，患者餓了就自然會吃。

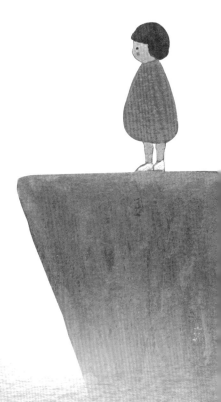

生日不快樂

文／葉雅馨（大家健康雜誌總編輯暨董氏基金會心理衛生中心主任）

　　有一位朋友的媽媽，平常非常喜歡做菜，總是把花椰菜炒得脆脆綠綠，很爽口。可是不知道什麼時候開始，她不再做菜，常常愁著臉，不再像原來那樣，熱衷把她所做的甜品分享給同棟樓的晚輩，甚至足不出戶……。同住的兒子問她怎麼了，她就是說不上來的不舒服，並告訴他，不知道怎麼做菜了。兒子心一驚，怕是失智症，帶她去就診，開始醫療的協助。漸漸地，她又可以簡單料理，原來不是失智，是老年憂鬱症。假以時日，相信恢復健康的她，又可以炒出清脆爽口的花椰菜……。

　　董氏基金會第一部宣導老年憂鬱症防治影片是「生日不快樂」。片中那位老人家經常抱怨身體疼痛、悶悶不樂、看什麼都不順眼，原來有興趣的活動都不感興趣，易忘東忘西、注意力不集中、沒食慾、變瘦了。原來喜歡日常包水餃、習慣在廚

房裡東摸摸、西摸摸的老人家，變得負向、否定存在價值，甚至不想活了！

片中我們特別請來陶爸（陶傳正董事長）代言。他到位的演著一位70歲，獨居，有幾個已成家兒女的老人家，兒女們幫他籌備著過生日，要出去外面吃飯、要熱熱鬧鬧的，但在商量的過程，兒女各自有要事在忙，彼此要求其他的家人。無法達成共識的爭執吵鬧過程讓他更煩惱，輾轉反側難以入眠，自責感嘆自己的人生歲月幹嘛這麼麻煩家人……。

憂鬱像黯黑無底洞，吞噬了日常生活的所有歡樂與自在，也放大了老化的挫折。很多長輩不喜歡出門，因為出門前總是要穿著或打理自己一番，總要費一番功夫，動作慢了、懶了、不這麼起勁了……。如果我們在為年長的父母設計或安排時，可以覺察到他們的情緒，生日的慶祝活動將更如日常的自在喜悅，貼近老人家的心意。

衛生福利部2019年6月公布一項資料，統計近20年不同年齡層因自殺而死亡的趨勢（見下頁圖表），曲線顯示老年人口一直是自殺比例最高的，20年來都如此。原因包括孤獨無依、久病厭世、對生命的絕望與無助……，而更多是來自於老年憂鬱症當中的症狀之一「沒有存在的價值感」。

1994～2018年全國各年齡層自殺死亡率

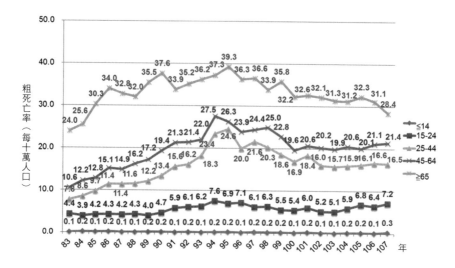

資料來源：衛生福利部統計處　製表：全國自殺防治中心

　　老年憂鬱症常常被誤解為老化或失智，而未能及早就醫，這是很可惜的。我們其實應該用對疾病的預防與治療方式來看待老年憂鬱症，充分了解這個疾病及所呈現的症狀。若身邊有長者的親朋好友可以透過覺察，尋求專業的診斷，就能對症治療，改善這疾病，恢復長者原來的角色功能，避免憾事發生，讓長者能夠回復心理健康，進而享受原來的樂齡生活。這也是我們出版的第一本關於老年憂鬱症書籍的初衷。盼望這本書的

老年憂鬱 不是老化
別讓藍色風暴遮蔽年邁旅程

出版能提升更多人對於老年憂鬱症的辨識，如何陪伴及有效地溝通治療才有所助益。因為憂鬱症和失智症是不一樣的，失智症基本上是不可逆的，只能透過醫療及照顧延緩長者的失智狀態，而憂鬱症透過積極的治療，可恢復原來的角色功能。不面對治療，實在太可惜了。

感謝朱英龍董事長持續的經費支持與投入。心理健康，尤其是憂鬱症，在現在社會已被許多人接受，不再像多年前的難以啟齒，這跟他當年加入、和我們一起推動宣導的第一個十年，有著絕對的關係。即便現在，我們仍站在那樣的基礎上發展。目前他所關心的網路過度使用與成癮、老年憂鬱症相關等……也是現今整個社會需正視的問題。這本書的出版是和他討論後，設計成陪伴老年憂鬱症的實用型書籍。

文末同時要非常感謝本書的推薦者：陳永興董事長、陶傳正董事長、葉金川理事長、鄧世雄執行長、蔡佳芬醫師、賴進祥董事長、賴德仁醫師、譚艾珍姐姐。他們都是引領關切老年憂鬱症領域多年的先行者。他們對這本書的肯定及推薦，將更增加了本書的使用與影響。

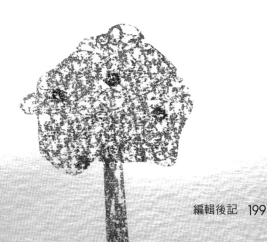

董氏基金會《大家健康雜誌》出版品介紹

悅讀精選系列

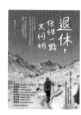

退休，任性一點又何妨
定價／ 380 元　作者／葉金川

生命中最大的遺憾，常是人們沒有勇氣去過自己想過的生活。作者葉金川透過分享自身「從天涯玩到海角」的紀錄，以及與大自然為伍後的驚奇紀實，鼓勵讀者了解身心退化的歷程、醫療照護的現況和極限，及早規劃退休生活，才能當個身體硬朗的樂齡族，過得自在喜悅，享受精彩人生，沒有遺憾。

未來更幸福！退休前必修的 12 堂課
定價／ 380 元　總編輯／葉雅馨　採訪整理／《大家健康》雜誌

這是一本全方位規畫退休準備的實用工具書。從身體的自我認知開始，思考如何儲備未來的健康能量，了解情緒管理、家庭關係及婚姻關係可能面臨的變化，學習維繫之道。教你懂得培養興趣、規劃旅遊。在身體照護上，訂好飲食計畫、預防骨鬆、肌少症及三高慢性疾病，還有了解長照福利、喘息服務及共居思考，協助你打理未來退休的財務管理。

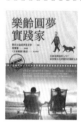

樂齡圓夢實踐家
定價／ 300 元　總編輯／葉雅馨　採訪整理／《大家健康》雜誌

怎麼規劃退休人生？如何擁有充實愉快的樂齡生活？本書有多位退休圓夢的素人實踐家，以自己的經驗，分享精彩的生活。除此，不少人退休想安排休閒運動，但該如何動得健康？我們有醫師、專家提供最正確的健身知識，讓樂齡族動出活力！

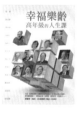

幸福樂齡：高年級的人生課
定價／ 380 元　總編輯／葉雅馨　採訪整理／《大家健康》雜誌

人生，愈老愈有味！本書透過各界名人，包括：孫越、謝孟雄、黑幼龍、沈燕士、陶傳正、張金堅、楊志良、陳益世、林靜芸、葉金川、譚艾珍及陳焜耀等人物的精彩人生故事，分享自在生活、豐富生命、老而無憂及老而自得的人生思維。

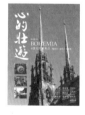

心的壯遊：從捷克波希米亞，觸動不一樣的人文風情
定價／ 380 元　作者／謝孟雄

捷克，浪漫迷人的波希米亞風情，幾經歷史洗禮、文化淬鍊，造就今日擁有12 處世界文化遺產。本書以攝影家的運鏡，文史家的宏觀，用「心」帶你看到布拉格的絕美、卡羅維瓦利迷人的溫泉景緻、克魯姆洛夫保留的世遺風貌，以及庫特納霍拉變化萬千的人骨教堂……

董氏基金會《大家健康雜誌》出版品介紹

悅讀精選系列

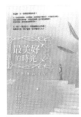

最美好的時光：人生無憾過日子
定價／380元　作者／葉金川

罹癌康復後的葉金川珍視眼前的每一刻，他知道有一天必須跟親友說再見，因而寫下了對生命的提醒：「人一生要活得精彩、走得帥氣，走的時候不要管子、不須維生治療；死後大體器官要捐贈，不要追思葬禮，也不要墓園墓碑；想我的時候，就到合歡北峰來看我。人一輩子，就該留下一些能感動自己的事！」

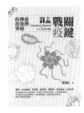

關鍵戰疫：台灣傳染病的故事
定價／380元　作者／張鴻仁

痢疾、小兒麻痺、登革熱、結核病、愛滋病、安非他命、SARS等，都是臺灣近代重大的傳染病，對臺灣公共衛生的發展，亦有深遠的影響。作者希望讀者認識傳染病在臺灣發生和防治的一點一滴，要化身為福爾摩斯，一步步挖掘傳染病的真相，也希望讀者能學習前輩們為臺灣疫病防治所展現的智慧和能耐。

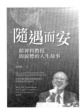

隨遇而安：精神科教授簡錦標的人生故事
定價／400元　作者／簡錦標

簡錦標教授是臺灣精神科醫學的權威，曾任臺北市立療養院院長、中華民國精神醫學會理事長，他的人生經歷臺灣近代史的滄桑轉變，從醫生涯就如近代精神醫學的發展演進！臺灣第一個精神官能症病友團體生活調適愛心會即為他所創立，也帶起臺灣團體治療的趨勢。本書從他的成長到罹癌的重生，敘說精彩的人生故事。書中呈現一個精神科醫師對生命的思考、人生的體悟，以及面對癌症的勇氣！

健康樂活系列

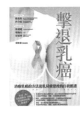

擊退乳癌：治療乳癌的方法及乳房重建後的自我照護
定價／280元　總編輯／葉雅馨　採訪整理／《大家健康》雜誌

本書對於乳癌的治療方法、是否切除乳房再重建的手術思考，以及如何做復健、保養，有鉅細靡遺的說明。除此，針對乳癌飲食的迷思、化療期間如何吃進營養，也提出實用建議。最後，在心理調適及家屬照護關心上，提供照護經驗、資源，給病友最溫暖的陪伴！

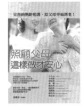

照顧父母，這樣做才安心
定價／280元　總編輯／葉雅馨　採訪整理／《大家健康》雜誌

人一定會面臨老化的問題，不管你現在是不是老年一族，未來都會是其中一員。老年該如何過得優雅？真正享受樂齡的生活？相信只有健康的身體，才能做到，本書是本貼心關懷老年長者健康的實用好書，也適合成年每一階段的讀者閱讀。

董氏基金會《大家健康雜誌》出版品介紹

健康樂活系列

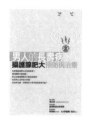

男人的長壽病：攝護腺肥大預防與治療

定價／250 元　總編輯／葉雅馨　採訪整理／《大家健康》雜誌　審訂／蒲永孝

你是攝護腺肥大高危險群嗎？男性的攝護腺會依年齡增加而肥大，另外像司機、廚師、老師等需久坐久站、常憋尿的職業也得當心，以免攝護腺肥大引發頻尿、夜尿等排尿困難。若延誤治療，到後期恐引起尿毒症而要洗腎！

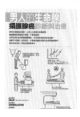

男人的生命腺：攝護腺癌診斷與治療

定價／250 元　總編輯／葉雅馨　採訪整理／《大家健康》雜誌　審訂／蒲永孝

男性生殖器官的癌症，九成以上都發生在攝護腺。攝護腺癌初期症狀不明顯，不容易發現。本書告訴你如何防範攝護腺癌，並接受適當檢查和治療。如果不幸罹癌，本書有詳盡的治療方法與照護的解析，幫你正確抗癌，對抗這個無聲殺手。

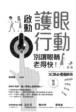

啟動護眼行動，別讓眼睛老得快！

定價／250 元　總編輯／葉雅馨　採訪整理／《大家健康》雜誌

本書逆轉過時的眼睛保養觀念，想擁有清澈動人、更顯年輕的明眸，哪些護眼基本功要做？如果一天使用 3C 超過 10 小時，不想 3C 損耗視力，趕快翻閱本書，教你防備！

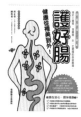

護好腸，健康從裡美到外！

定價／280 元　總編輯／葉雅馨　採訪整理／《大家健康》雜誌

想食在安心、腸保健康，實踐健康無毒的飲食生活嗎？本書教你易懂該做的保健「腸」識，告訴你可以擁有好腸道的實用祕訣。食安風暴下，本書教你自保的用油知識，教你分辨真假食物，為自己調整飲食習慣。

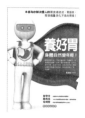

養好胃，身體自然變年輕！

定價／250 元　總編輯／葉雅馨　採訪整理／《大家健康》雜誌

想要身體回春變年輕？本書為你找到真正維持青春的關鍵祕密！你知道養好胃的重要嗎？維持青春好氣色的關鍵就在「胃」。胃部的健康，主宰人體的營養供應，若消化吸收力弱，免疫力下降，氣色自然不好，想要比實際年齡看來還年輕，就要趕快懂得如何「養好胃」的健康！

董氏基金會《大家健康雜誌》出版品介紹

健康樂活系列

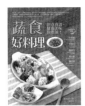

蔬食好料理：創意食譜，健康美味你能做！
定價／350 元　作者／吳黎華

這本書為想追求健康窈窕的你，帶來做菜的樂趣與驚喜，教你輕鬆煮出蔬食清爽無負擔的好味道。你會發現高纖低卡的青菜料理不再一成不變，意想不到的搭配，讓每一口都充滿巧思。學會這些創意食譜，你也能變身時尚健康的飲食達人。

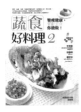

蔬食好料理 2：饗瘦健康，樂齡美食你能做！
定價／350 元　作者／吳黎華

藜麥、香椿、蒟蒻、杏鮑菇等養生食材，如何創意入菜，煮出美食？天然蔬食也能吃出異國風？熟齡飲食如何兼顧美味？學會書中食譜，你也能輕鬆做料理，為自己和家人的健康加分！

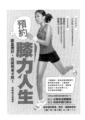

預約膝力人生：膝蓋要好，這樣保養才對！
定價／250 元　總編輯／葉雅馨　採訪整理／《大家健康》雜誌

本書除了教你認識膝關節、正確的保養知識，更有運動防護的實戰解答，尤其瘋路跑、迷上路跑，又怕傷膝蓋怎麼辦？本書完整教你：正確的跑步方式，跑步前後該注意的事項，如何預防膝蓋傷害、如何透過練習、聰明飲食，讓自己身體更有能量！

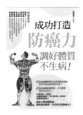

成功打造防癌力，調好體質不生病！
定價／250 元　總編輯／葉雅馨　採訪整理／《大家健康》雜誌

你知道哪些習以為常的飲食習慣，卻會增加罹癌機率嗎？你知道如何聰明吃，才不會將癌症吃進肚？本書為你一次解答，你最想知道的「吃什麼防癌」最有效？抗癌該怎麼吃？教你了解身體警訊，降低發炎機會，全方位打造防癌力！

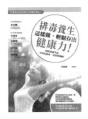

排毒養生這樣做，輕鬆存出健康力！
定價／250 元　總編輯／葉雅馨　採訪整理／《大家健康》雜誌

想排毒養生，就要從避免吃進毒開始。本書教你挑選食材的秘訣，無毒的採買術，同時提醒留意烹煮的鍋具，不要把毒吃下肚。教你懂得居家防毒，防範生活中的毒素，包括室內空氣污染物、環境荷爾蒙等。最後，釐清養生觀念及迷思，為身體存出健康力！

董氏基金會《大家健康雜誌》出版品介紹

保健生活系列

用對方法,關節不痛

定價/ 250 元　總編輯/葉雅馨　採訪整理/《大家健康》雜誌

你知道生活中哪些傷害關節的動作要避免?如果關節炎纏身,痠痛就要跟定一輩子?本書教你正確保養關節的祕訣,從觀念、飲食、治療到居家照護的方法,圖文並茂呈現,讓你輕鬆了解關節健康,生活零阻礙!

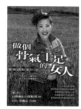

做個骨氣十足的女人──骨質疏鬆全防治

定價/ 220 元　策劃/葉金川　採訪整理/《大家健康》雜誌

作者群含括國內各大醫院的醫師,以其對骨質疏鬆症豐富的臨床經驗與醫學研究,期望透過此書的出版,民眾對骨質疏鬆症具有更深入的認識,並將預防的觀念推廣至社會大眾。

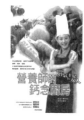

做個骨氣十足的女人──營養師的鈣念廚房

定價/ 250 元　策劃/葉金川　作者/鄭金寶

詳載各道菜餚的烹飪步驟及所需準備的各式食材,並在文中註名此道菜的含鈣量及其他營養價值。讀者可依口味自行安排餐點,讓您吃得健康的同時,又可享受到美味。

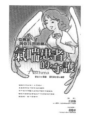

氣喘患者的守護 ──11 位專家與你共同抵禦

定價/ 260 元　策劃/葉金川　審閱/江伯倫

氣喘是可以預防與良好控制的疾病,關鍵在於我們對氣喘的認識多寡,以及日常生活細節的注意與實踐。本書從認識氣喘開始,介紹氣喘的病因、藥物治療與病患的照顧方式,為何老是復發?面臨季節轉換、運動、感染疾病時應有的預防觀念,進一步教導讀者自我照顧與居家、工作的防護原則,強壯呼吸道機能的體能鍛鍊;最後以問答的方式,重整氣喘的各項相關知識,提供氣喘患者具體可行的保健方式。

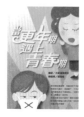

當更年期遇上青春期

定價/ 280 元　採訪整理/《大家健康》雜誌　總編輯/葉雅馨

更年期與青春期,有著相對不同的生理變化,兩個世代處於一個屋簷下,不免迸出火花,妳或許會氣孩子不懂妳的心,可是想化解親子代溝,差異卻一直存在……想成為孩子的大朋友?讓孩子聽媽媽的話?想解決更年期惱人身心問題?自在享受更年期,本書告訴妳答案!

董氏基金會《大家健康雜誌》出版品介紹

保健生活系列

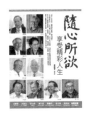

隨心所欲，享受精彩人生

定價／ 320 元　總編輯／葉雅馨　採訪整理／《大家健康》雜誌

面對人生的困局，接踵而至的挑戰，該如何應對？在不確定的年代，10 位 70 歲以上的長者，以自己的人生歷練，告訴你安心的處世哲學與生命智慧。書中你可以學到生涯規畫、工作管理、心靈成長、愛情經營、生命教育、養生方法等多元的思考，打造屬於自己的成功幸福人生。

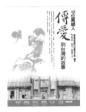

12 位異鄉人傳愛到台灣的故事

定價／ 300 元　編著／羅東聖母醫院口述歷史小組

你願意把 60 年的時光，無私奉獻在一個團體、一個島嶼、一群與你「語言不通」、「文化不同」的人身上？本書敘述著 12 個異國人，從年少就到台灣，他們一輩子把最精華的青春，都留在台灣的偏遠地區，為殘障者、智障者、結核病患、小兒麻痺兒童、失智老人、原住民、弱勢者服務，他們是一群比台灣人更愛台灣人的異鄉人……

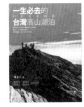

行男百岳物語：一生必去的台灣高山湖泊

定價／ 280 元　作者／葉金川

這是關於一位積極行動的男子和山友完成攀登百岳的故事。書裡有人與自然親近的驚險感人故事，也有一則則登高山、下湖泊的記趣；跟著閱讀的風景，你可窺見台灣高山湖泊之美。

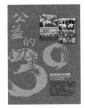

公益的力量：董氏基金會 30 周年專書

定價／ 300 元

董氏基金會致力於菸害防制、心理衛生、食品營養等工作，全方位關懷全民身心健康，在公益的路上，展現公益的價值，顯現公益的力量。30 年來，感謝所有人的鼓勵與支持，陪我們一點一滴的成長。守護全民的健康，是董氏基金會永遠的堅持和承諾！

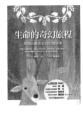

生命的奇幻旅程：啟迪心靈成長的 6 個故事

定價／ 350 元　作者／堀貞一郎　譯者／賴東明

如果有一隻魔法鉛筆，能夠讓你畫出想要的東西，實現願望，你想畫什麼？想體會不同的生命價值，展開一段有憂傷、有甜美的人生旅程嗎？日本創意大師堀貞一郎與臺灣廣告教父賴東明，聯手打造讓你重拾童心，重新體悟人生的真情有感書！

老年憂鬱不是老化
別讓藍色風暴遮蔽年邁旅程

總　　編　　輯／葉雅馨
執　行　編　輯／蔡睿縈、張郁梵
採　訪　整　理／葉語容、陳軒凡、林思宇、曲潔君
　　　　　　　　梁雲芳、張慧心、吳佩琪、楊宗翰
封　面　設　計／比比司設計工作室
內　頁　排　版／陳品方

出　版　發　行／財團法人董氏基金會《大家健康》雜誌
發行人暨董事長／謝孟雄
執　　行　　長／姚思遠

地　　　　　址／臺北市復興北路57號12樓之3
服　務　電　話／02-27766133#253
傳　真　電　話／02-27522455、02-27513606
大家健康雜誌網址／http://www.healthforall.com.tw
大家健康雜誌粉絲團／https://www.facebook.com/healthforall1985

郵　政　劃　撥／07777755
戶　　　　　名／財團法人董氏基金會

總　經　　銷／聯合發行股份有限公司
電　　　　　話／02-29178022#122
傳　　　　　真／02-29157212

法律顧問／首都國際法律事務所
印刷製版／緯峰印刷股份有限公司
版權所有・翻印必究

出版日期／2019年10月7日初版
定價／新臺幣380元
本書如有缺頁、裝訂錯誤、破損請寄回更換
歡迎團體訂購，另有專案優惠，請洽02-27766133#252

國家圖書館出版品預行編目(CIP)資料

老年憂鬱不是老化：別讓藍色風暴遮蔽年邁
旅程 / <<大家健康>>雜誌採訪整理 ;葉雅馨
總編輯 -- 初版. -- 臺北市：董氏基金會<<大
家健康>>雜誌, 2019.09
　面；　公分
ISBN 978-986-97750-3-8(平裝)
1.憂鬱症 2.老年精神醫學 3.保健常識

415.9518　　　　　　　　　　108014278